Dr. med. **C. H. Schildbach,**

DIE SKOLIOSE.

DIE SKOLIOSE.

Anleitung zur Beurtheilung und Behandlung der Rückgratsverkrümmungen für praktische Aerzte

von

Dr. med. **C. H. Schildbach,**

Director der orthopädischen und heilgymnastischen Anstalt zu Leipzig.

Mit acht Holzschnitten.

Leipzig,

Verlag von Veit & Comp.

1872.

Vorwort.

Die Schrift, welche ich hiermit den Fachgenossen vorlege, ist hervorgegangen aus einer Reihe von Artikeln, welche ich in dem „Jahrbuch für Kinderheilkunde, Neue Folge“ veröffentlicht habe; doch musste noch Vieles hinzugefügt und umgeändert werden, um die Darstellung zu einer gewissen Vollständigkeit abzurunden und sie jenem Grade von praktischer Brauchbarkeit anzunähern, der in meiner Absicht lag.

Eine frühere Arbeit von mir über die Skoliose, welche von der „Genootschap ter bevordering der genees- en heelkunde te Amsterdam“ ausgezeichnet und 1862 herausgegeben worden ist, war nach Veranlassung und Werth nur als eine Gelegenheitsschrift zu betrachten und ist daher bei meiner gegenwärtigen Arbeit nicht benutzt worden.

Zu dem vorliegenden Versuche, das durch eine dreizehnjährige Praxis in meiner gymnastisch-orthopädischen Heilanstalt mir zugekommene reiche Material für weitere Kreise der Berufsgenossen zu verwerthen, wurde ich durch die immer erneute Wahrnehmung veranlasst, dass die praktischen Aerzte in Folge einer Lücke im heutigen ärztlichen Bildungsgang mit der Skoliose nichts anzufangen wissen und dass daher die grosse Mehrzahl der Verkrümmten, da die vorhandenen orthopädischen Anstalten nur Wenigen zugänglich sind, ohne jede oder ohne richtige Behandlung bleibt. Die Wohlthat der letzteren aber einem Jeden, der ihrer bedarf, zugänglich zu machen und die Aerzte von dem jetzigen Monopol der orthopädischen Anstalten einigermassen zu emancipiren: das ist der Wunsch, der mich bei Abfassung dieser Schrift geleitet hat.

Das Heilverfahren, dessen Grundzüge und Ausführung ich in den letzten Abschnitten meiner Arbeit mitgetheilt habe, ist in meinem Turnsaale entstanden. Meinem Vorgänger Schreber verdanke ich die Leitung auf den richtigen Weg, dessen weitere Bahnung und Verfolgung sodann meine Aufgabe war.

Alle historischen und literarischen Hinweisungen, so weit sie nicht vom behandelten Gegenstande selbst geboten wurden, habe ich im Hinblick auf den rein praktischen Zweck des Buches absichtlich vermieden.

Ich bin mir wohl bewusst, dass ich in der Anordnung des Stoffs und der Form meiner Darstellung die Spuren der einem ruhigen Arbeiten höchst ungünstigen Eigenthümlichkeit meines Berufs nicht ganz habe beseitigen können. Möge die Kritik mit solchen Unvollkommenheiten nicht zu streng ins Gericht gehen.

Leipzig, im März 1872.

Dr. C. H. Schildbach.

Inhaltsverzeichnis.

I.

Formen der Skoliose.

In der Regel bezeichnet man mit Skoliose jede dauernde seitliche Abweichung der Wirbelsäule, während man im Gegensatz dazu unter Kyphose eine rückwärts gerichtete Verkrümmung der Wirbelsäule versteht. Diese Unterscheidung, welche sich auf eine zufällige Aeusserlichkeit gründet, verstösst gegen die Regeln einer rationellen Diagnostik. Geht man vom Wesen der Sache aus, so wird man zu folgender Unterscheidung kommen: Die Skoliose erscheint bogenförmig, ist eine Verkrümmung der Wirbelsäule; die Kyphose dagegen erscheint winkelförmig und ist eine Knickung der Wirbelsäule; bei der Skoliose ist die Ortsveränderung der Wirbel das Erste, ihre Formveränderung die Folge; bei der Kyphose entspringt umgekehrt die Ortsveränderung der Wirbel aus der krankhaften Zerstörung ihrer normalen Form.

Diese Unterscheidung schliesst sich auch der etymologischen Abstammung der betreffenden Wörter genau an. *σκολιόω* heisst: ich biege, krümme, verbiege; Kyphosis dagegen bedeutet Höcker, Buckel, und stammt von *κύπτω*, ich bücke mich; davon abgeleitet *κυφόω*, ich mache einen Buckel. (Kraus, krit.-etym. med. Lexikon, Göttingen 1821.)

Die Skoliose kann somit in einer Verbiegung nach der Seite, nach hinten und nach vorn bestehen, die ich der Kürze wegen Seiten-, Rück- und Vorverbiegung nennen will. Dabei unterscheide ich Verbiegung oder Verkrümmung als Anomalie von der in der normalen Beweglichkeitsbreite der Wirbelsäule liegenden Biegung oder Krümmung.

Die Verbiegung nach vorn, gewöhnlich Lordose genannt, tritt nur als secundäre Erscheinung auf. Wenn ich vereinzelte Fälle ausser Betracht lasse, unterscheide ich drei Arten.

1) Die Vorverbiegung der Brustwirbelsäule als Folge der Rückverbiegung der Lendenwirbelsäule, wie sie häufig bei kleinen Kindern auftritt. Beim Neugebornen bildet bekanntlich die Wirbelsäule eine gerade Linie, aus welcher sich erst in spätern Jahren während der selbständigen aufrechten Haltung des Kindes die S-förmige Krümmung der Wirbelsäule, wie wir sie beim normal gebauten Erwachsenen sehen, herausbildet. Wenn aber die Lendenwirbelsäule in ihrer geraden Richtung verharrt oder gar statt der normalen Vorbiegung eine Rückverbiegung erleidet, so muss, sobald das Kind zum Laufen gelangt, die Brustwirbelsäule des Gleichgewichts wegen sich nach vorn schieben. In der Regel indess kommt es nicht zu einer ausgesprochenen Vorbiegung, sondern die Brustwirbelsäule verbleibt nur in ihrer infantilen geradlinigen Richtung und zeigt somit statt der normalen Rückwölbung nicht eine Einziehung, sondern nur eine Abflachung.

Diese Abflachung disponirt zu späterer Entstehung von Seitenverbiegungen.

2) Die Vorverbiegung der Lendenwirbelsäule in Folge abnorm gesteigerter Beckenneigung. Letztere ist gewöhnlich Folge von angeborener oder erworbener Oberschenkel-Luxation oder auch von Contractur der Weichtheile auf der Beugeseite des Hüftgelenks. Verbunden mit dieser Lenden-Lordose ist natürlich Hängebauch und starke Rückneigung des Ober-Rumpfes.

3) Die Vorverbiegung irgend eines Theils der Wirbelsäule in Folge von darüber oder darunter befindlicher Kyphose. Sie bildet sich nicht aus, so lange der Pat. wegen seiner Wirbelerkrankung liegt, sondern erst, wenn er wieder die aufrechte Haltung angenommen hat, ist anfänglich willkürlich angenommen zur Herstellung des Gleichgewichts und wird allmälig durch Formveränderung der Bestandtheile der Wirbelsäule eine bleibende.

Die Verbiegung nach hinten betrifft im frühern Kindesalter entweder die ganze Wirbelsäule oder das untere Drittel derselben.

1) Die Rückverbiegung der ganzen Wirbelsäule ist eigentlich nicht eine Verbiegung zu nennen, denn sie ist nicht ein bleibender abnormer Zustand, sondern eine unter gewissen Verhältnissen von der Wirbelsäule eingenommene abnorme Haltung — abnorm auch nur von einem gewissen Zeitpunkt an, denn wenn man ein Kind setzt, bevor es die Fähigkeit zum Sitzen erlangt hat, so biegt sich die Wirbelsäule allemal so weit nach hinten aus, als

die Nachgiebigkeit ihrer Theile es zulässt. Wenn aber eine zu grosse Nachgiebigkeit zu lange besteht — als Zeichen mangelhaften Anbildungsprocesses —, so entwickelt sich allmälig eine dauernde Rückverbiegung des Lendentheils der Wirbelsäule, während die obere Strecke derselben durch das Bestreben, Kopf und Arme zu erheben, nach und nach gestreckt wird.

2) Die Rückverbiegung des Lendentheils der Wirbelsäule, gewöhnlich die letzten Brustwirbel mit in sich begreifend. Sie geht meist aus der unter 1) bezeichneten Verkrümmung hervor und stellt sich — in höchster Ausprägung beim Sitzen des Kindes — als ausgesprochene und ziemlich feste kurze Wölbung dar, auf welcher dann der obere Theil der Wirbelsäule in gerader Linie, in der Verlängerung der Sehne jenes Bogens, aufsitzt. Sie verschwindet auch dann nicht, wenn das Kind liegt, wird aber etwas geringer. Wird sie mit in die spätern Kinder- und die Jugendjahre hinübergenommen, so ist sie nur bei schlaffer Haltung des Individuums sichtbar, verschwindet aber bei straffer Haltung, wobei das Becken stark geneigt wird. Jedoch reicht dann die Concavität des Rückens zu hoch hinauf auf Kosten der Convexität, die kurz und flach bleibt und gewöhnlich ebenfalls zu hoch sitzt, so dass mehr der Nacken, als der Rücken gewölbt ist.

3) Es kommt auch, und zwar nicht selten, eine Rückverbiegung des oberen Theils der Wirbelsäule vor, aber nicht im ersten Kindesalter, sondern erst vom 10. oder 12. Jahre ab. Sie beruht meist auf ererbter Disposition, wird aber durch nachlässige Haltung (Vorschieben des Bauches, Rückbiegen des Rumpfes, Vorneigen des Kopfes) zu abnormem Grade und unschöner Erscheinung gesteigert. Sie betrifft meist die oberen zwei Drittel der Brustwirbelsäule, so dass sie ihren Gipfel in der Höhe der oberen Schulterblattwinkel hat; doch kann sie sich auch über die ganze Brustwirbelsäule erstrecken. Gewöhnlich sind dabei die Schultern und Schulterblätter stark nach vorn geschoben, so dass auch in horizontaler Richtung der Rücken stark gewölbt erscheint. Die gewöhnliche Bezeichnung für diese Verbiegung ist „hockige Haltung.“

Die ähnliche Erscheinung des Greisenalters kann hier ausser Betracht bleiben.

Der bei Weitem häufigste Gegenstand der Behandlung für den Orthopäden ist die Seitenverbiegung der Wirbelsäule, die seitliche Skoliose.

Diese Skoliose im engern Sinne wird gewöhnlich in 4 oder 5 Grade eingetheilt. Ich meinerseits habe mich der Auffassung von Schreber angeschlossen, welcher nur 3 Grade annahm. Dem ersten Grade zähle ich diejenigen Verkrümmungen zu, welche durch gewisse Bewegungen des Verkrümmten oder durch Druck mit der Hand zeitweise zum Verschwinden gebracht werden können; den zweiten Grad bilden diejenigen, welche weder activ noch passiv völlig ausgeglichen werden können, aber doch noch beweglich sind, so dass bei gewissen Bewegungen oder Manipulationen eine Verbesserung des Fehlers erfolgt; im dritten Grade endlich stehen die fest gewordenen Skoliosen.

Diese Unterscheidung bietet zwar eben so wenig ganz feste und unter allen Umständen erkennbare Unterschiede, wie irgend eine andere, denn die Uebergänge sind immer allmälige; aber da sie sich auf die Form und zugleich auf die so leicht erkennbare Beweglichkeit stützt, so ist sie in der Praxis sicherlich brauchbarer, als die Eintheilungen, welche nur auf der Form oder zugleich auf pathologisch-anatomischen Veränderungen fussen. Ausserdem giebt meine Eintheilung eine treffliche Grundlage für die Vorhersage und die Behandlung.

Die seitliche Skoliose kann in jeder Ausdehnung an jeder Partie der Wirbelsäule vorkommen; die eine oder zwei Formen, die man gewöhnlich beschrieben findet, sind keineswegs die einzigen, sondern nur die häufigsten.

Die Seitenverbiegung kann ferner einfach oder aus mehreren Krümmungen zusammengesetzt sein.

Die Verbiegung einer Stelle des Rückgrats nach der einen Seite bedingt nicht die Verbiegung einer anderen Stelle des Rückgrats nach der andern Seite; es entsteht vielmehr jede einzelne Krümmung für sich und aus besonderer Ursache. Der Lehre von den „Gegen-“ oder „Ausgleichungs- (Compensations-) Krümmungen“ fehlt aller Boden.

Bevor eine wirkliche Seitenverbiegung zur Erscheinung kommt, zeigen sich gewöhnlich bei aufmerksamer Untersuchung Ungleichheiten auf beiden Seiten des Rückens, welche zwar nicht nothwendig in Verbiegung übergehen müssen — denn etwas davon findet sich bei den meisten Schulmädchen —, aber doch zu Formfehlern werden können und darum Aufmerksamkeit und Besprechung verdienen.

Als erste Spur einer Skoliose zeigt sich häufig eine seitliche Verschiebung des Oberkörpers, meist nach rechts. — Noch öfter begegnet man zuerst einer ungleichen Stellung der Schulterblätter; das eine kann höher oder tiefer stehen, als das andere, weiter von der Wirbelsäule entfernt, zugleich mehr nach vorn geneigt sein, d. h. mit der senkrechten Querdurchschnitts-(Frontal-) Ebene des Körpers einen grössern Winkel bilden, endlich um seine sagittale (von hinten nach vorn gerichtete) Axe etwas gedreht sein, z. B. in der Weise, dass der untere Winkel weiter von der Wirbelsäule absteht, als der obere. Auch kann eine Erscheinung, welche gewöhnlich erst im weitern Verlaufe der Skoliose auftritt, ausnahmsweise schon im ersten Anfang sich zeigen, dass nämlich beide Schulterblätter ungleich weit von der senkrechten Querdurchschnitts-(Frontal-)Ebene des Körpers entfernt sind, dass also das eine weiter nach hinten hervorragt, als das andere.

Gewöhnlich ist mit der abweichenden Stellung eines Schulterblattes auch eine Veränderung der Schulterlinie verbunden, unter welcher Bezeichnung ich die Contur vom Warzenfortsatz des Schläfenbeins bis zur Schulterhöhe verstehe, wie sie durch den obern Rand des Kappenmuskels gebildet wird. In der Regel entspricht einem höhern Stande des Schulterblattes auch eine höher gerückte Schulterlinie; jedoch habe ich wiederholt eine höhere rechte Schulterlinie bei tieferem Stande des rechten Schulterblattes gesehen. — Bei ungleichen Schulterlinien findet man häufig auch den Kopf seitlich geneigt, gewöhnlich nach der Seite der niedrigeren Schulter; doch wird auch die entgegengesetzte Stellung gefunden. Dies richtet sich immer nach der obersten Verkrümmung. Ist z. B. bei rechtseitiger Verkrümmung der mittlern Brustwirbel die linke Schulterlinie höher und der Kopf nach rechts geneigt, so wird man bei genauer Untersuchung sicherlich eine Abweichung der obersten Brustwirbel nach links finden.

Auch in den Hüften kann sich die Ungleichheit der Seiten zuerst bemerklich machen, indem die eine Hüfte mehr hervortritt, als die andere. Jedoch ist diese von den Laien sehr beachtete Erscheinung eigentlich nur eine secundäre; vielmehr liegt die wahre Ungleichheit in den Axillarlinien, den seitlichen, von den Achselhöhlen senkrecht abwärts führenden Körperconturen —, deren regelmässiger Verlauf wieder durch die mit jeder Skoliose verbundene Formveränderung und seitliche Verschiebung der Rippen gestört wird.

Formfehler wie die eben beschriebenen können in leisen Anfängen bestehen, ohne dass an der Linie der Dornfortsätze der Wirbel eine Abweichung von der geraden Richtung zu bemerken ist. In der grossen Mehrzahl der Fälle jedoch findet man zugleich eine seitliche Abweichung eines Theils der Wirbelsäule, und zwar mit der Convexität nach der höher oder aus- und vorwärts gerückten Schulter, oder — wenn sie das untere Drittel der Wirbelsäule betrifft — nach der weniger hervortretenden Hüfte gerichtet. Jedoch können die Hüften auch bei Skoliosen der oberen zwei Drittel oder der oberen Hälfte der Wirbelsäule eine Differenz zeigen; dann ist der tiefere Einschnitt auf der Seite, auf welcher oben sich die Convexität befindet. — Der Kopf, wenn er eine Stellungsveränderung zeigt, neigt sich nach der Seite der zunächst unter ihm befindlichen Concavität.

Zuweilen wird der Arzt wegen Ungleichheiten auf der Brustfläche zu Rathe gezogen. In der Regel zeigt sich dann bei der Untersuchung, dass einige Rippenknorpel der einen Seite mehr vorgewölbt sind, als die entsprechenden andererseits. Wo diese Erscheinung mit Skoliose in Verbindung steht, da entspricht die Wölbung vorn der Concavität hinten. Oft aber bestehen solche Abweichungen ohne gleichzeitige Spuren von Skoliose und sie können daher hier eben so wenig in Betracht gezogen werden, als die von Rhachitis, Atelektasie, Pleuritis und dergl. gesetzten Veränderungen der Brustform.

Von wirklicher Seitenverbiegung ist die häufigste Form des Säuglings- und früheren Kindesalters die totale linkseitige Skoliose; „total“, weil sie sich über die ganze Wirbelsäule erstreckt, „linkseitig“, weil die veranlassenden Ursachen fast immer der Art sind, dass sich eben nur eine linkseitige Verbiegung bilden kann. Es kommt zwar dieselbe Form auch rechtseitig vor, aber selten und dann gewöhnlich in den Entwickelungsjahren. Und weil die Beschreibung wesentlich vereinfacht wird, wenn man dabei die Verbiegung nach einer bestimmten Seite im Auge hat, so möge die linkseitige durchgehende Verkrümmung meiner Schilderung als Grundlage dienen.

Diese linkseitige Total-Skoliose zeigt die Wirbelsäule in einem langen, gleichmässigen Bogen verlaufend, welcher sich in seiner Mitte, gewöhnlich in der Höhe des 7.—8. Brustwirbels, mehrere Centimeter von der Sehne nach links entfernen kann. Gewöhnlich ist der ganze Oberkörper mit nach links verschoben; doch ist nicht selten diese Verschiebung nur auf die unterste Partie des Thorax beschränkt, während seine obere Hälfte nach rechts überhängt. Die linke Axillarlinie ist, dem Verlauf der Wirbelsäule entsprechend, nach links ausgebogen und bildet über dem linken Hüftkamm einen scharfen, meist rechtwinkelig geformten Einschnitt. Da die Rippen nicht wagrecht, sondern schräg abwärts gerichtet sind, so steht der hervorragendste Punkt der seitlichen Wölbung tiefer, als der Gipfel des seitlichen Bogens der Dornfortsätze. In gleicher Weise, wie nach links, ist die linke Thoraxhälfte nach hinten gewölbt, so dass — bei ausgebildetem 2. Grade — der Raum zwischen der Wirbelsäule und der Basis des linken Schulterblattes scharf hervorspringt und das linke Schulterblatt selbst bis um mehrere Centimeter weiter vom Brustbein entfernt ist als das rechte. Dabei ist jenes in der Regel seitlich mehr nach vorn geneigt und, gleichwie die Schulter, höher stehend als das rechte. Seine Entfernung von der Wirbelsäule zeigt kein constantes Verhältnis und kann dieselbe, aber auch grösser oder geringer sein, als die des rechten. — Die rechte Seite des Rückens erscheint abgeflacht, das Schulterblatt nahezu parallel der senkrechten Querdurchschnittsebene des Körpers, gewöhnlich tiefer stehend als das linke, zuweilen um seine sagittale Axe in der Art etwas gedreht, dass der untere Winkel der Wirbelsäule näher steht als der obere. Die rechte Schulter steht meist tiefer, die rechte Achsellinie zeigt einen gleichmässig nach innen geschweiften Verlauf und geht nicht im Winkel, sondern in sanftem Bogen in die Hüfte über. Daher sitzen Rockbänder und Gürtel rechts höher als links, obgleich die Hüftkämme gleich hoch sind. Die rechten Rippen sind nicht, wie die linken, nach hinten gewölbt, sondern laufen zuerst gerade nach aussen. Daher hat der tastende Finger inner- oder unterhalb des Schulterblattes viel weiter nach vorn einzudringen, bevor er die Rippen fühlt, als links. Dagegen treten, wenigstens nach längerem Bestehen der Skoliose, die rechten Rippen vorn unterhalb der rechten Brust viel stärker hervor und bilden eine Wölbung von kurzem Radius, während die gleichnamigen linken Rippen vorn einen mehr gestreckten, geradlinigen Verlauf nehmen. Reicht diese Differenz weiter hinauf, so hat auch die rechte Brust eine höhere Unterlage als die linke und erscheint darum stärker.

Es kann aber die linkseitige Verbiegung, sei es von Anfang an oder in Folge-Entwickelung der totalen Skoliose, auch nur einen Theil der Wirbelsäule betreffen, und zwar die Nackengegend, die obere, mittlere oder untere Partie der Brustwirbel oder die Lendenwirbel. Mit diesen sind immer auch die untersten Brustwirbel, wie bei der Nacken-Skoliose die obersten, in die Verbiegung hineingezogen. — Es wird genügen, die gewöhnlichen Formen zu schildern.

Bei linkseitiger oberer Rücken-Skoliose betreffen die Differenzen hauptsächlich die Schulterlinien und die über die Gegend der Schulterblattgräte verlaufenden Rückenconturen. Die linke

Schulterlinie setzt sich an der Seite des Kopfes höher an und verläuft gestreckter, während die rechte ihren Ausgangspunkt etwas tiefer nimmt und besonders in der Mitte ihres Verlaufs tiefer eingesenkt ist, so dass sie daselbst eine entschiedenere Concavität zeigt. Die linke Nackenpartie ist stärker gewölbt, erscheint mit der ganzen Schulter weiter nach links gerückt, die linke Achsellinie zeigt in ihrem Verlauf nach unten eine stärkere Convergenz mit der Längsaxe des Körpers, daher ist hier die Taille links schärfer eingeschnitten als rechts. Der Kopf ist meist etwas nach rechts geneigt. Dem entsprechend ist die Linie der Dornfortsätze schon vom Hinterhaupt an meist ein wenig nach links gerichtet, erreicht in den ersten Brustwirbeln ihre stärkste Abweichung nach links und ist gewöhnlich in der Höhe des untern Schulterblatt-Winkels wieder in die Mittellinie zurückgekehrt, um sie nun nicht mehr zu verlassen.

Die Formveränderungen bei der mittleren Rücken-Skoliose sind nicht wesentlich von den oben geschilderten bei der durchgehenden verschieden.

Die linkseitige untere Rücken-Skoliose umfasst gewöhnlich die untere Hälfte oder das untere Drittel der Brustwirbel und die oberen Lendenwirbel. Wo sie den 2. Grad erreicht hat, macht sich besonders eine starke Niveau-Differenz zu beiden Seiten der unteren Wirbelsäule bemerkbar. Rechts ist die Einsenkung der Taille scharf bezeichnet, bei nicht ganz mageren Personen sogar durch eine Hautfalte, links dagegen nur in der Axillarlinie durch den Hüftkamm leicht markirt, während sich zunächst an der Wirbelsäule eine Wölbung zeigt, welche hauptsächlich durch den Sacrolumbar-Muskel hervorgebracht wird. Das Hervortreten dieses Muskels beruht aber nicht auf Spannung desselben, wie es scheinen könnte, sondern auf Erhöhung seiner Unterlage, der untersten Rippen und seitlichen Lendenwirbelfortsätze, welche in Folge der Axendrehung der Wirbelsäule links nach hinten gerückt sind. Die linke Hüfte tritt weniger hervor, weil mit den Wirbeln auch die unteren Rippen weiter nach links gerückt sind. Oft betrifft diese Verschiebung den ganzen Oberkörper, indem die Linie der Dornfortsätze, welche sich über dem Kreuzbein nach links wendet, dann nicht völlig wieder in die senkrechte sagittale Halbirungsebene des Beckens zurückkehrt. Der Oberkörper macht dann den Eindruck, als sei er zu weit links auf dem Becken aufgesetzt.

Es kommt auch — aber niemals isolirt — eine linkseitige Nacken-Skoliose vor. Die Unregelmässigkeiten des Halses sind dieselben, wie die bei der linkseitigen obern Skoliose; nur ist die Linie der Dornfortsätze bei der Nackenskoliose bereits am 3. oder 4. Brustwirbel wieder in die Mitte zurückgekehrt. Die erste Rippe scheint regelmässig an der Dislocation noch theilzunehmen, steht also in Folge der Axendrehung links hinten mehr vor. Dadurch, zuweilen vielleicht unter Theilnahme der 2. Rippe, werden die die obere Nackencontur bildenden Weichtheile, also hauptsächlich der obere Rand des Kappenmuskels etwas emporgehoben und bilden in der Mitte zwischen Hinterhaupt und Schulter einen kleinen Buckel, welcher rechts fehlt. Der oberste Theil der Fasern des Kappenmuskels, welche vom Hinterhaupt ausgehen, wird aus gleicher Ursache mehr vom Halse abgehoben und scheint weiter oben seinen Ursprung zu nehmen, als rechts, während in der That nur der Verlauf geändert ist. Im schlaffen Zustande verläuft nämlich der obere Rand des Kappenmuskels theils der Schwerkraft folgend, theils von der Haut des Halses angezogen vom Hinterhaupt aus eine kurze Strecke fast senkrecht abwärts, bevor er die Richtung aus- und abwärts nach der Schulterhöhe annimmt. Das ist auf der Seite der Convexität in der angegebenen Weise verändert.

Auf der rechten Seite kommen einfache Skoliosen niederer Grade viel seltener vor, als auf der linken. Wo es der Fall ist, da ist ihr Verhalten, natürlich in umgekehrtem Sinne, das nämliche. Die rechtseitige Skoliose ist vielmehr das Prototyp für die zusammengesetzte Skoliose.

Ich will zunächst die mittlere rechtseitige untere linkseitige Verkrümmung betrachten. Hat dieselbe sich bis zum 2. Grade entwickelt, so findet der Untersuchende folgende Abweichungen von der Norm. Die Wirbelsäule beschreibt, meist in der Gegend des 3. bis 11. Brustwirbels, einen sehr ausgesprochenen Bogen nach rechts, der gewöhnlich am 7. oder 8. Brustwirbel seine Höhe erreicht. Der Rücken ist rechts stark gewölbt, am meisten in der Gegend der Schulterblattspitze und unmittelbar darunter oder aussen daneben, links dagegen flach, unterhalb der Schulterblattspitze sogar eingezogen. Diese Einsenkung markirt sich bei hängenden Armen durch eine Hautfalte, welche unterhalb des Schulterblatts in flachem Bogen aus- und abwärts verläuft, bei hochgestrecktem Arm durch eine mehr oder minder seichte Grube, welche, nachdem die Schulterblattspitze durch das Heben des Arms aus- und vorwärts gerückt ist, nach hinten oder innen und unten von derselben liegt. An der Wölbung der rechten Seite ist auch der Raum zwischen Basis des Schulterblatts und Wirbelsäule betheiligt, bei stärkerer Entwickelung der Skoliose in dem Masse, dass die Dornfortsätze der am meisten dislocirten Wirbel förmlich unter diese Wölbung hineingeschoben sind und vom untersuchenden Finger nicht mehr erreicht werden können. — Auch die Schulterblätter zeigen erhebliche Differenzen; das linke liegt flach unter der Haut, ohne sich durch hervorragende Conturen sehr bemerkbar zu machen, mit der Fläche fast parallel der Frontalebene des Körpers, mit dem unteren Winkel der Mittellinie des Rückens gewöhnlich mehr genähert, als mit dem oberen. — Das rechte Schulterblatt liegt gewöhnlich etwas höher als das linke, mit seiner Basis und besonders mit seinem unteren Winkel stark vorragend, mit der Fläche stark nach aussen und vorn geneigt, so dass dieselbe einen Winkel von ungefähr 25—40° mit der Frontalebene bildet. Zugleich ist das Schulterblatt oben der Mittellinie meist mehr genähert als unten; seine Basis verläuft also, da das linke Schulterblatt in entgegengesetzter Richtung um seine sagittale Axe gedreht ist, der Basis des letzteren parallel.

In der unteren Gegend des Rückens zeigt die Wirbelsäule eine Abweichung nach der entgegengesetzten Seite, also nach links. Der Bogen beginnt gewöhnlich bei den letzten Brustwirbeln und erreicht dann ungefähr mit dem zweiten Lendenwirbel seinen Gipfel. Dieser Theil des Rückens zeigt dann genau das Bild, welches bereits oben als das der linkseitigen untern Verkrümmung geschildert worden ist. In der grossen Mehrzahl der Fälle zeigt die ganze Wirbelsäule in der sagittalen Richtung geringere Krümmungen als in der Norm, d. h. in der Höhe der Taille ist die Vorbiegung, in der Höhe der Schulterblätter die Rückbiegung geringer, als sie bei der wohlgestalteten Wirbelsäule zu sein pflegt. — Die seitlichen Conturen des Rumpfes sind auffallend von einander verschieden. Die rechte Schulterlinie verläuft höher und gestreckter, die rechte Achsellinie von der Achselhöhle bis zur Taille in gerader oder selbst ein wenig gewölbter Linie, um dann in scharfem Winkel nach aussen zu springen, wodurch die rechte Hüfte stark hervortritt. Die linke Seite dagegen zeigt eine ausgesprochene Concavität; die Achsellinie bildet einen gleichmässigen Bogen und erreicht den Hüftkamm, ohne über demselben einen winkligen Einschnitt zu zeigen. Gürtel und Rockbänder sitzen daher links höher als rechts.

Auch von vorn ist der Unterschied beider Achsellinien sehr bemerkbar. Die Conturen erscheinen, wie so eben beschrieben; dabei sieht man ausserhalb und hinter der rechten Brust die seitliche Rückenwölbung ein wenig hervortreten, während man links nichts vom Rücken bemerkt. Die linken mittleren Rippen sind vorn stärker gewölbt als die rechten; in Folge dieser erhöhten Unterlage erscheint auch die linke Brust und die Gegend unter ihr stärker. Gewöhnlich steht wegen seitlicher Verschiebung des Oberkörpers die vordere Halsgrube nicht senkrecht über dem Nabel, sondern weiter rechts.

Die so eben beschriebene Verbindung der rechtseitigen mittleren mit der linkseitigen unteren Verbiegung ist häufig, aber nicht constant; es kann mit der mittleren rechtseitigen auch eine obere linkseitige verbunden sein. Diese mittlere rechtseitige obere linkseitige Verkrümmung zeigt eine Vereinigung der Veränderungen, welche so eben in Bezug auf die Curvatur des Rückens und weiter oben bei Schilderung der linkseitigen Nacken-Skoliose in Bezug auf die Nackenverkrümmung beschrieben sind. Die Rücken-Verkrümmung hat hierbei gewöhnlich einen etwas tieferen Stand oder erstreckt sich weiter nach unten, als wenn eine untere Gegenkrümmung vorhanden ist, so dass sich die stärkste Hervorragung der Rippen nicht in der Gegend des rechten Schulterblattes, sondern unterhalb desselben befindet. Es kommt sogar vor, dass die Verbiegung nach rechts erst unterhalb des Schulterblattes anfängt; dann erstreckt sie sich gewöhnlich bis zur Taille und begreift noch die oberen Lendenwirbel in sich. Dann fehlt rechts der winklige Taillen-Einschnitt. — Die obere, nach links gerichtete Curvatur macht sich besonders bemerkbar durch den höheren Beginn und Verlauf der Schulterlinie und durch die stärkere Wölbung der linken Nackenseite in der Gegend des Schulterblatt-Winkels und oberhalb der Schulterblatt-Gräte. Gewöhnlich zeigt auch die linke Schulterhöhe und das ganze linke Schulterblatt einen höheren Stand — jedoch nicht immer; die Höhe der Schulterlinie steht nicht in festem Verhältniss zur Höhe des Schulterblattes; jene kann höher stehen, ohne dass dieses seine Stelle verändert hat; in solchen Fällen ist die Fläche aufwärts von der inneren Hälfte der Schulterblattgräte links ausgedehnter als rechts.

Ist die linkseitige Nacken-Skoliose früh entstanden, so haben sich auch vorn Veränderungen gebildet; das Sternal-Ende des rechten Schlüsselbeins und wohl auch die ersten Rippenknorpel ragen dann rechts mehr vor.

Die rechtseitige Verbiegung kann auch mit zwei linkseitigen verbunden sein und wird dann gewöhnlich dreifache rechtseitige Skoliose genannt, obgleich die nach rechts gerichtete Krümmung gewöhnlich nicht die ursprüngliche und hauptsächliche ist. Wer viel beginnende Skoliosen zu Gesicht bekommt, hat an dieser Form die beste Gelegenheit, eine häufige Entwickelungsweise der rechtseitigen Verbiegung zu beobachten. Wo früher ein langgestreckter, gleichmässiger, nach links convexer Bogen war, da zeigt sich später der Bogen in der Mitte unterbrochen durch eine geradlinige Strecke, in deren Mitte im weiteren Verlauf 1—3 Dornfortsätze ein schüchternes Streben nach rechts auszuweichen bekunden. Allmälig werden noch mehr Wirbel mit auf den Abweg hinüber gezogen, und so giebt es einen Zeitpunkt, in welchem die Wirbelsäule einen schlangenförmigen Verlauf zeigt mit 3 gleich grossen Biegungen nach links, rechts und links. In diesem Stadium ist der Oberkörper gewöhnlich noch nach links verschoben.

Die rechtseitige Verbiegung aber hat starke Tendenz, sich weiter zu entwickeln. Dies kann sie nur thun auf Kosten der linkseitigen Verbiegungen; und so sieht man ein gleichzeitiges Wachsen jener und Abnehmen dieser. Die allmälige Ausdehnung der Rechtskrümmung kann nach beiden Seiten gleichmässig oder mit Bevorzugung einer Richtung vor sich gehen. Dies hängt ab sowohl von der ursprünglichen Form der Linksverbiegung, als auch von Ursache und Ort der Rechtsverbiegung. Es ist daher nicht allemal das Uebergangsstadium einer dreifachen Verbiegung zu beobachten, sondern noch häufiger eine der oben beschriebenen zweifachen Verkrümmungen, also eine Verbindung der rechtseitigen Rückenskoliose mit einer nach links convexen Lenden- oder einer eben solchen Nacken-Curvatur.

Die Häufigkeit dieses Entwickelungsganges der mehrfachen Verbiegung bestimmt sich nach der Häufigkeit der Ausgangsform, also der einfachen linkseitigen Skoliose. Diese ist, wie ich schon oben bemerkt habe, häufiger, als die einfache rechtseitige; es kommt daher häufiger vor, dass eine rechtseitige Skoliose zu einer linkseitigen hinzutritt, als der umgekehrte Fall. Eine dreifache Skoliose mit nach links gerichteter mittlerer und nach rechts gerichteter oberer und unterer Curvatur entsinne ich mich nicht, gesehen zu haben; dagegen ist die Verbindung einer möglicherweise bis in die Gegend der Schulterblätter reichenden linkseitigen untern Verkrümmung mit einer kurzen rechtseitigen Nacken- oder oberen Rücken-Skoliose nicht selten — vielleicht etwas häufiger, als die gleiche auf anderer Seite.

Von den kurzen seitlichen Verbiegungen hat diejenige, welche dem Mittelpunkte der ganzen Wirbelsäule zunächst liegt, am meisten Tendenz, sich zu vergrössern. Sie thut dies auf Kosten der angrenzenden Gegenkrümmungen. Man sieht daher bei den Skoliosen 3. Grades gewöhnlich keine Gegenkrümmung; sind vorher dergleichen vorhanden gewesen, so sind sie allmälig in der gegenwärtig vorhandenen aufgegangen. In den seltneren Fällen aber, wo die seitliche Skoliose 3. Grades eine zusammengesetzte ist, zeigt auch die zweite Krümmung eine grosse Festigkeit und kurzen Radius.

Die Skoliosen 3. Grades zeigen alle oben erwähnten Veränderungen in erhöhtem Masse. Die Rippen der convexen Seite treten hinten mit ihren Bögen scharf hervor und bilden einen förmlichen Buckel, während die der concaven Seite hinten geradlinig verlaufen, selbst etwas nach vorn verlaufen können, so dass sich bei emporgestrecktem Arm unterhalb des Schulterblattes eine deutliche Grube zeigt. Bei hängendem Arm ist dieselbe durch die Spitze des Schulterblattes und eine unterhalb desselben schräg aus- und abwärts gerichtete tiefe Hautfalte verdeckt. Auf der concaven Seite ist die Achsellinie tief ausgehöhlt, die Schulter, sobald keine obere Gegenkrümmung vorhanden ist, herabhängend, das Schulterblatt ganz parallel der Frontalebene und aussen wenig markirt. Unter derselben Voraussetzung ist der Oberkörper stark nach der convexen Seite verschoben. Bei Weitem die meisten Skoliosen 3. Grades sind rechtseitige.

Die Skoliose 3. Grades ist übrigens so oft geschildert worden, dass ich glaube, eine ausführlichere Beschreibung hier unterlassen zu können. Es kam mir hauptsächlich darauf an, die Anfangsstadien der Skoliose zu charakterisiren, bei denen es noch Zeit ist zu einer erfolgreichen Therapie.

II.

Die Untersuchung Skoliotischer.

Die Untersuchung eines Skoliotischen hat den Zweck, über die Art und das Stadium der Formveränderung möglichste Aufklärung zu gewähren, für Prognose und Therapie sichere Grundlagen zu schaffen und auch zur ätiologischen Beurtheilung des Falles Anhaltepunkte zu geben. Nur eine in richtiger Weise angestellte Untersuchung kann diesen Zweck erreichen. Nicht zu leugnen ist, dass die meisten von praktischen Aerzten vorgenommenen Inspectionen Skoliotischer weit von diesem Ziele entfernt bleiben. Es liegt dies einestheils daran, dass die wenigsten Mediciner, wenn sie in die Praxis treten, Gelegenheit gehabt haben, Rückgratsverkrümmungen zu sehen, besonders solche in frühern Stadien. Der Untersuchende weiss daher in der Regel nicht vollständig, was er möglicherweise finden kann und was er zu unterscheiden hat. Ein anderes Hindernis eines vollständigen Erfolgs der von praktischen Aerzten vorgenommenen Untersuchungen liegt, bei der Seltenheit der Veranlassung zu solchen, in der Unkenntnis jener Cautelen und Vortheile, welche sich dem ohne specielle Anleitung Gebliebenen erst durch lange Uebung ergeben.

Die Bekanntschaft mit dem Object der Untersuchung sollte das vorstehende Kapitel vermitteln; die Methode derselben hingegen, wie sie sich bei mir im Laufe der Jahre entwickelt hat, will ich im Folgenden darzustellen versuchen.

Um richtig untersuchen zu können, muss man vor allen Dingen denjenigen Theil des Körpers, welcher durch eine Skoliose verändert sein kann, vollständig vor Augen haben. Das ist der ganze Oberrumpf bis herab zum Hüftkamm. Es giebt angehende Damen, welche, am unrechten Platze verschämt, sich zu nichts weiter verstehen wollen, als die Kleider nur oben etwas zu öffnen und dem untersuchenden Arzte den Rücken bis höchstens an die

Spitze der Schulterblätter preiszugeben. Auf diese Weise aber lässt sich ein Bild der Skoliose durchaus nicht gewinnen, und ich habe es mir zur Regel gemacht, in solchen Fällen, wenn keine weitere Nachgiebigkeit vorhanden ist, auf Untersuchung und Berathung ganz zu verzichten. Blos dann kann man sich ausnahmsweise mit einer derartigen halben Inspection begnügen, wenn es zunächst nur darauf ankommt, das Vorhandensein einer Skoliose zu constatiren; die eigentliche Untersuchung wird dann bis zum Beginn der Kur verschoben.

Bei manchen Aerzten habe ich den Gebrauch gefunden, dass zwar der Rücken völlig entblösst, aber die Brust durch irgend einen Vorhang mit Hilfe eines hinten am Halse verknüpften Bandes bedeckt gehalten wurde. Auch damit kann ich mich nicht einverstanden erklären. Hat man keine Veranlassung, die Vorderseite des Oberkörpers zu inspiciren, so bleibt dieselbe dem Auge des den Rücken Untersuchenden ohnehin entzogen; liegt aber eine solche Veranlassung vor, so muss man eben den blosen Körper sehen.

Auch die Arme dürfen nicht in den Aermeln der heruntergestreiften Kleider bleiben, weil dadurch ihre natürliche Haltung beeinträchtigt wird, welcher Umstand wieder auf den Verlauf der Schulterlinien und die Stellung der Schulterblätter Einfluss hat.

So ergiebt sich denn, dass die ganze Bekleidung des Oberkörpers bis unterhalb der Hüftkämme herabgestreift sein muss. Hier kann sie durch ein Band oder durch fremde Hand festgehalten werden, nicht aber durch die eigenen Hände oder angedrückten Arme des zu Untersuchenden, denn dabei würde die ungezwungene Haltung verloren gehen. Bei kleineren Kindern kann der hinter dem Patienten sitzende Arzt die Kleider mit seinen Knieen festhalten; doch auch dieses Aushilfsmittel ist da nicht am Platze, wo es auf grosse Genauigkeit der Untersuchung ankommt oder wenn Richtungsversuche angestellt werden, denn das Kind lehnt sich fast immer mit einer Seite an das Knie des Untersuchenden an.

In den meisten Fällen lässt sich die Untersuchung dann am günstigsten vornehmen, wenn der Arzt sitzt und der Pat. vor ihm steht. Ganz kleine Kinder müssen auf einen Stuhl gestellt werden; bei der Untersuchung sehr grosser Personen muss auch der Arzt stehen.

Das Licht muss auf den zu untersuchenden Rücken gerade auffallen, niemals von der Seite kommen. Der Arzt setze sich daher in die Nähe eines Fensters so, dass er dasselbe genau im

Rücken hat. Bei künstlicher Beleuchtung halte er das Licht senkrecht unter die Gesichtslinie oder lasse es hinter sich über seinen Kopf halten.

Eine der wichtigsten Bedingungen der Zuverlässigkeit einer Untersuchung ist die ungezwungene Haltung des zu Untersuchenden. Derselbe muss zwar gerade stehen, d. h. die Füsse neben einander, die Kniee gestreckt, den Körper ohne Beugung oder Verdrehung, den Kopf aufrecht und gerade aus gerichtet halten, darf aber keine Muskeln an seinem Rumpfe anspannen. Die grosse Mehrzahl der Pat. hat die Neigung, sobald sie aufgefordert werden, gerade zu stehen, und wissen, dass das Auge des Untersuchenden sich auf sie richtet, eine Paradestellung einzunehmen, d. h. das Becken zu neigen, den untern Theil der Wirbelsäule einzuziehen und die Schultern zurückzunehmen. Die Nichtbeachtung dieser Gewohnheit trägt wahrscheinlich die Schuld, dass so sehr oft die Hausärzte an Kindern, deren Schiefheit schon der Mutter oder der Schneiderin aufgefallen ist, eine Verbiegung der Wirbelsäule nicht auffinden können, während der Orthopäd, dem sie vielleicht trotzdem zugeführt werden, eine ausgesprochene Skoliose vor sich sieht. In der Regel aber beruhigen sich die Aeltern bei dem Ausspruche des Hausarztes, dass die fragliche Wirbelsäule ganz gerade sei und dass die schlechte Haltung des Kindes nur auf schlechter Gewohnheit beruhe oder gar nur ein Scheingebilde mütterlicher Angst sei, und so behält man das Kind zu Hause, bis die Skoliose sich schon am bekleideten Körper auch dem gleichgiltigen Auge markirt und ein völliges Ebenmass der Gestalt nie wieder herzustellen ist.

Nicht immer ist es leicht, das Gezwungene in der Haltung des Kindes zu entdecken; es bedarf dazu eines geübten Auges. Im Anfange meiner orthopädischen Praxis habe ich mich nicht selten täuschen lassen, und ich glaube auch jetzt noch nicht unbedingt über Irrthum erhaben zu sein. — Verdächtig ist jede starke Einziehung der Lendenwirbel, besonders bei jüngeren Patienten. Die S-förmige Krümmung der Wirbelsäule in der Sagittal-Ebene ist überhaupt ein Produkt der Jahre und nicht von Anfang an vorhanden; bei skoliotischen Individuen aber ist sie meist noch viel weniger, als sie es dem Lebensalter nach sein sollte, oder auch gar nicht ausgeprägt. Wo man daher bei auf Skoliose zu Untersuchenden eine Lendeneinziehung in auffallendem Masse findet, fasse man mit beiden Händen die Seiten des Beckens und drehe dasselbe um seine Queraxe dergestalt, dass seine hintere

Hälfte sich senkt und die vordere sich hebt. — Sodann beachte man die Schulterblätter. Sind dieselben einander einigermassen genähert, so sind sie wahrscheinlich für den Augenblick aus ihrer gewöhnlichen Lage nach hinten gezogen worden. Gewissheit darüber giebt die vorhandene oder fehlende Anspannung der rautenförmigen Muskeln, von welcher man sich durch das Gesicht und noch sicherer durch das Gefühl unterrichtet. Findet man Zwang in der Haltung, so drehe man mit den Händen die Schultern nach vorn und mache sodann mit den Armen des Pat. einige sehr schnell auf einander folgende Bewegungen und Rollungen. — Bei sehr ängstlichen oder übereifrigen Kindern ist mit alledem der Zwang nicht völlig zu entfernen; dann gedulde man sich, bis Ermüdung den gewünschten Nachlass der Muskelspannung bewirkt oder bis die Gedanken des Kindes eine andere Richtung genommen haben. Den letzten Rest von Spannung beseitigt dann eine anscheinend zu anderem Zwecke in später zu schildernder Weise vorgenommene Rumpfvorbeugung; die ersten Augenblicke nach dem Wiederaufrichten zeigen den Rücken, wie er wirklich ist.

Hat man den Pat. in der gewünschten Haltung vor sich stehen, so erforscht man zunächst den Lauf der Wirbelsäule, indem man den Zeige- und den Mittelfinger an die Seiten eines der obersten Dornfortsätze legt und, die Linie dieser Fortsätze immer zwischen jenen Fingern behaltend, längs der Wirbelsäule herunterstreicht. Wenn man das hinlänglich leicht ausführt, so fühlt man die leiseste Abweichung von der vorherigen Richtung, welche der Bewegung der Finger durch die Wirbelsäule gegeben wird. Wiederholt man diese Bewegung mit einigem Druck, so wird durch die rothe Linie, welche zwischen den vom Druck der Finger bewirkten zwei weissen Streifen einen Augenblick sichtbar bleibt, auch dem Zuschauer der Lauf der Wirbelsäule markirt.

Sodann wiederholt man dieselbe Bewegung langsam und mit kräftigem Druck und beobachtet dabei den Widerstand, den jeder Finger in der Tiefe der Weichtheile fühlt. Eine Differenz hierin zwischen beiden Seiten desselben Höhepunktes zeigt an, dass eine Axendrehung nach der Seite begonnen hat, auf welcher der Finger weniger tief sich eindrücken kann. Dieses Zeichen ist wichtig, weil es das einzige diagnostische Merkmal bildet in jenem Anfangsstadium der Skoliose, wo an der seitlichen Verbiegung nur die Wirbelkörper, noch nicht aber die Dornfortsätze betheiligt sind. In nicht ganz frischen Fällen kann auch das Auge die Wahrnehmung der Finger bestätigen, indem sich eine Niveau-Differenz zwischen den beiderseits benachbarten Gegenden der Wirbelsäule — „Juxta-Spinal-Regionen" könnte man sie nennen — bemerkbar macht. Ist diese Differenz sehr gering, so wird sie bei horizontaler Betrachtung, also bei rechtwinkligem oder radialem Einfall der Sehlinie auf den Rücken nicht so gut bemerkt, wie bei Anschauung in tangentialer Richtung. Diese ist bei aufrecht gehaltenem Körper allerdings nur für die untere Intra-Scapular-Gegend möglich, deren Contur man sieht, wenn man die Augen in die Nähe des Hinterkopfes des Pat. bringt. Bei starker Rumpfvorbeugung kann man vom Kopfende des Pat. aus jeden Theil, die obere Gegend des Rückens auch vom Beckenende aus in tangentialer Richtung ins Auge fassen. Nur ist nicht zu vergessen, dass bei dieser Haltung leichtere Deformitäten verschwinden.

Ein weiteres Object der Betrachtung sind die Schulterblätter. Ob sie überhaupt hoch oder tief und ob sie beide gleich hoch stehen, ob ihr Abstand von der Wirbelsäule beiderseits derselbe und gross oder klein ist, kann man leicht mit einem Blicke übersehen. Auch die Drehungsverhältnisse der Schulterblätter hat man zu beachten; sie können gedreht sein um eine perpendiculär zur Fläche des Schulterblattes stehende und um eine mit dem Verlauf der Basis zusammenfallende Axe. Im erstern Falle ist der relative Abstand des Winkels und der Spitze des Schulterblattes von der sagittalen Halbirungsebene des Körpers, im zweiten Falle die Neigung der Fläche des Schulterblattes gegen die Frontalebene verändert.

Wo bereits Veränderungen in der Form und Richtung der Rippen eingetreten sind, da entziehen sie sich nicht leicht der Aufmerksamkeit. Auf der Seite der Convexität eine Erhöhung oder stärkere Wölbung der Gegend oberhalb des Schulterblattes bei oberer Skoliose, der Partie unter-, inner- und ausserhalb des Schulterblattes bei mittlerer und der Lendengegend bei unterer Skoliose: das sind Veränderungen, die sofort in die Augen fallen. Um auch die bei hängenden Armen von den Schulterblättern bedeckten Regionen nach Möglichkeit zu inspiciren, muss man die Haltung der Arme verändern lassen. Bei senkrecht emporgestreckten Armen wird die von der untern Hälfte der Schulterblätter bedeckt gewesene Gegend sichtbar. Lässt man jede Hand möglichst weit unter der entgegengesetzten Schulter herumgreifen, so rückt jedes Schulterblatt im Ganzen nach aussen und macht eine breitere Fläche zwischen seiner Basis und der Wirbelsäule dem Blicke zugänglich.

Bei jeder ausgesprochenen Skoliose sind die seitlichen Conturen des Körpers verändert. An der Schulterlinie (der Contur von der Gegend des Warzenfortsatzes bis auf die Schulterhöhe) ist der Ansatz am Kopfe, die Bogenlinie des Verlaufes und der Höhenstand, alles im Vergleich mit der andern Schulter; an der Achsellinie, die von der Achselhöhle bis zum Hüftkamm reicht, ebenfalls der Verlauf, sodann die Länge der Linie, die Form ihres Uebergangs in die Hüftgegend, und endlich ihr Abstand von der Mitte des Kreuzbeins auf beiden Seiten vergleichend zu beobachten.

Aus der Vergleichung des beiderseitigen Abstandes ergiebt sich, ob seitliche Verschiebung des Oberkörpers vorhanden ist. Ausserdem markirt sich diese Anomalität auch dadurch, dass der Dornfortsatz des letzten Halswirbels nicht senkrecht über der Mitte des Kreuzbeins steht.

Gut ist es, auch auf die Muskulatur des Rückens einen Blick zu werfen. Die Schwäche derselben kennzeichnet sich am meisten durch starken Abstand der Schulterblätter, besonders in ihrer untern Hälfte, von den Rippen und durch die tiefe Rinne, welche die eingestülpten Weichtheile zwischen Schulterblatt und Rippenwand bilden.

An der Vorderfläche des Thorax sind diejenigen Unregelmässigkeiten der Form, welche von der Skoliose unabhängig sind, von denen zu unterscheiden, welche als Theilerscheinungen der Skoliose angesehen werden müssen. In ersterer Beziehung kommt am häufigsten wirkliche oder scheinbare Abplattung, letztere durch Vorsinken der Schultern bewirkt, ferner rhachitische Vorwölbung eines einzelnen oder mehrer Rippenknorpel, und endlich atelektatische, seltener pleuritische Einsenkungen zur Beobachtung. Bei kleineren Kindern fällt oft auch ein starkes Hervorragen des untern Thoraxrandes und der falschen Rippen auf. Es ist dies wohl als Folge einer lang dauernden Auftreibung des Bauches zu betrachten. — Wenn ich diese Veränderungen als solche bezeichne, welche nicht in Abhängigkeitsverhältnis zur Skoliose stehen, so will ich damit die Möglichkeit einer ätiologischen Beziehung zwischen den Grundursachen jener Veränderungen und der Rückgratsverbiegung nicht ausgeschlossen haben. — Im Gegensatz zu diesen Anomalien steht die Formverschiedenheit beider Brustseiten, welche direct aus der seitlichen Verbiegung und der Axendrehung der Wirbelsäule hervorgegangen und bereits oben als Wölbung derjenigen Brusthälfte, welche der Concavität der Verbiegung entspricht, und als Abflachung der andern Seite erwähnt worden ist. Auch an den Schlüsselbeinen kann sich Ungleichheit zeigen, und zwar in Bezug auf Höher- oder Tieferstellung, grössere oder geringere Rückneigung des äussern und stärkere oder mindere Hervorragung des innern Endes. — Es ist ferner der Beachtung werth, ob die Halsgrube senkrecht über dem Nabel steht oder nicht. — Die bei den meisten Skoliosen vorhandene seitliche Neigung des Kopfes, sei es nun dass sie auf wirklicher oberer Skoliose oder nur auf Gewohnheit beruhe, kann in ihren Anfängen am besten von vorn aus constatirt werden, indem hier die Augen des Pat. gute Vergleichungspunkte abgeben.

Hat man sich auf diese Weise über die Formveränderungen am Thorax bei ruhiger Haltung des Patienten Klarheit verschafft, so erwächst die weitere Aufgabe, den Grad der Beweglichkeit zu ermitteln, welche zwischen den an der Skoliose betheiligten knöchernen Gebilden vorhanden ist. Diese Ermittelung ist nothwendig behufs Stellung der Prognose und Bestimmung des einzuschlagenden therapeutischen Verfahrens und giebt zugleich einigen Aufschluss über das Alter und den Grad der vorhandenen Skoliose.

Als das werthvollste Hilfsmittel in dieser Beziehung erscheint mir die Vorwärtsbeugung des Rumpfes. Pat. neigt sich, frei und mit gestreckten Kniegelenken stehend, so weit vorn über, bis der Kopf in gleicher Höhe mit dem Becken steht. Die Beugung soll so viel als möglich in der Wirbelsäule, weniger im Pfannengelenk erfolgen, der Rücken daher einen Bogen mit möglichst kurzem Radius bilden. Die Ausführung der Bewegung in dieser Weise wird dadurch erleichtert, dass man den Pat. ermahnt, den Kopf gegen die Brust zu beugen und die Arme senkrecht hängen zu lassen. Bei dieser Haltung gleichen sich leichte Skoliosen vollständig aus. Sind aber bereits Formveränderungen in einzelnen Theilen der Wirbelsäule vorhanden, so markiren sich dieselben in der stark hervorragenden Linie, welche die Dornfortsätze bilden, durch seitliche Abweichung eines Theils dieser Linie sehr deutlich. Je jünger die Skoliose und je beweglicher die betreffenden Theile sind, um so mehr verkürzt sich der ursprüngliche seitliche Bogen, so dass an der vorgebeugten Wirbelsäule oft eine Verbiegung, die am aufrecht stehenden Patienten die halbe Wirbelsäule einnahm, auf drei bis einen Wirbel reducirt erscheint. Ich glaube nicht fehl zu gehen, wenn ich annehme, dass an solchen Wirbeln, welche auch bei Vorbeugung die seitliche Abweichung bewahren, eine Abschrägung vorhanden, an den andern Wirbeln dagegen, welche bei Vorbeughalte des Patienten in die Mittellinie zurückkehren, noch nicht eingetreten ist. — Von nicht minderem Werthe ist eine andre bei dieser Rumpfvorbeughalte auftretende Erscheinung. Es kommt nämlich oft vor, dass auf einer kurzen Strecke die Dornfortsätze sich nicht durch die Haut hindurch markiren, während alle andern deutlich hervorragen. Gewöhnlich befindet sich diese Strecke in der Mitte des Rückens. Bemerkt man daneben eine stärkere Wölbung der betreffenden Rückengegend, als auf der andern Seite, so darf man, trotzdem dass eine seitliche Abweichung der Dornfortsätze nicht sichtbar ist, doch auf eine solche der Wirbelkörper und daher auf eine beginnende Skoliose schliessen. Ist das Niveau auf beiden Seiten der Wirbelsäule gleich, so zeigt das Verschwinden von Dornfortsätzen zunächst allerdings nur eine Lordose, eine Vorverbiegung dieser Stelle an; doch macht diese Veränderung bei dem engen Zusammenhang zwischen seitlicher Skoliose und Lordose das baldige Hinzukommen einer Seitenverkrümmung wahrscheinlich.

Noch weiter gehend, als an den Wirbeln, zeigt sich der Einfluss der Vorbeughalte an den Rippen; das will sagen: Niveau-Differenzen zwischen beiden Seiten des Rückens können sich bei Vorbeughalte noch ausgleichen in Fällen, in welchen die seitliche Verbiegung der Wirbelsäule sich nicht völlig ausgleicht. Nach meiner im ersten Abschnitt erwähnten Eintheilung würden solche Skoliosen, welche bei Vorbeugung des Pat. ganz verschwinden, zum ersten Grade zu rechnen, solche, bei welchen die einseitige Rippenwölbung ganz, die seitliche Wirbelsäulenverbiegung nicht ganz verschwindet, als im Uebergang vom 1. zum 2. Grad begriffen zu bezeichnen sein. Bei den Skoliosen 2. Grades hingegen bleibt auch bei Vorbeughalte neben der Rückgratsverbiegung eine Wölbung der Rippen auf der Seite der Convexität jener auf dem Rücken sichtbar, welche auf der Seite der Concavität nicht vorhanden ist. Das Mass der Abnahme der Deformität bei Vorbeughalte giebt auch ungefähr die Gränze an, bis zu welcher die Skoliose binnen der im Durchschnitt dazu verwendbaren Zeit beseitigt werden kann.

Zur weitern Feststellung des Grades der Beweglichkeit und zur genaueren Abschätzung des voraussichtlichen Erfolgs der Therapie sowie der dazu erforderlichen Zeit sind noch verfügbar: die Schiefstellung des Beckens, die Emporstreckung eines Arms und das active und passive Richten. Diese Hilfsmittel können entweder jedes einzeln oder auch mit einander vereint, auch mit Rumpfvorbeugung zur Verwendung kommen.

Die Schiefstellung des Beckens kann nur auf eine Skoliose

der Lenden- und untersten Rückenwirbel einwirken. Sie wird bewerkstelligt entweder, indem man die der Concavität entsprechende Hüfte sinken lässt und das entsprechende Bein im Hüft- und Kniegelenk ein wenig beugt, wobei die Ferse sich hebt und die Fussspitze auf dem Fussboden locker ruhen bleibt. Wer aber in der Herrschaft über seine Glieder nicht geübt ist, begeht dabei oft den Fehler, dass er sich zu stark mit der Fussspitze aufstemmt und die Hüfte emporhebt. Darum habe ich ein sicherer zum Ziele führendes Verfahren gesucht und dasselbe in der Erhebung der auf der Seite der Convexität befindlichen Hüfte durch Höherstellung des Fusses gefunden. Letztere bewirkt man durch Unterlegen einer festen Unterlage, z. B. eines Buches von 2—6 cm. Dicke, je nach der Grösse des Individuums und dem Grade der Skoliose. Untere Verbiegungen leichten Grades verschwinden hierbei ganz; bei höheren Graden kann man zwar die Dornfortsätze durch dieses Verfahren in die gerade Linie zurückkehren sehen, doch bleibt die Axendrehung und damit die Niveau-Differenz zwischen beiden Seiten der Lendengegend bestehen.

In ähnlicher Weise wirkt das senkrechte Emporstrecken des auf der Seite der Concavität befindlichen Armes zur Ausgleichung von mittleren oder totalen Verbiegungen. Auch bei diesem Verfahren zeigt sich der grössere Erfolg an der Linie der Dornfortsätze, während es auf die Ausgleichung der Axendrehung weniger Einfluss übt.

Beide Hilfsmittel eignen sich sehr gut zur Verbindung mit einander. So kommt man häufig in den Fall, bei Anwesenheit einer zweifachen Skoliose, einer mittleren rechtseitigen und einer unteren linkseitigen, gleichzeitig die Hochstreckhalte des linken Arms und die Höherstellung der linken Hüfte vornehmen zu lassen.

Von Ungeübten wird gewöhnlich bei Hebung eines Arms der Oberkörper auf die entgegengesetzte Seite gebeugt und dadurch die beabsichtigte Wirkung der betreffenden Halte auf den mittleren Theil der Wirbelsäule beeinträchtigt. In solchen Fällen muss die Hand des Untersuchenden nachhelfen. Bleiben wir bei der Annahme der gewöhnlichen zweifachen Skoliose, so ist das Verfahren folgendes: man fasst die rechte Schulter des zu Untersuchenden mit den gekrümmten Fingern der rechten Hand, setzt den Daumen aussen neben die Schulterblattspitze, legt die linke Hand in die linke Taille und schiebt dann den Oberkörper nach links, während der Daumen zugleich die hohe Seite des Rückens hineindrückt und die linke Hand durch ihren Widerstand nicht nur die seitliche

Verschiebung auf den oberen Theil des Thorax beschränkt, sondern auch einen ausgleichenden Druck auf die abnorm hervorgetretene linkseitige untere Rückengegend ausübt. Patient hat dann die ihm gegebene Stellung festzuhalten, während man die Hände langsam abhebt. — Wenn die obere Krümmung so tief sitzt, dass man bei auf der Schulter liegenden Fingern mit dem abducirten Daumen nicht bis auf die Höhe der Rippenwölbung herabreichen kann, ferner wenn blos eine einfache untere Verbiegung oder eine totale bei einem langen Individuum vorliegt, so legt man die eine Hand unterhalb der Schulter flach auf die Rippenwand und bewirkt so den verschiebenden und ausgleichenden Druck, während, wo keine zweite, untere, Krümmung vorhanden ist, die andere Hand das Becken unterhalb des Hüftkammes fixirt. Die Schultern kann man dann nachträglich reguliren.

Wenn diese vom Patienten eingenommene, bez. ihm gegebene Haltung noch keinen ausreichenden Effect auf die Axendrehung ausübt, so kann man ihn, bevor er in die Ausgangshaltung zurückkehrt, auch noch eine Rumpfvorbeugung machen lassen, wobei sich die vorzugsweise Wirkung dieser Halte auf die Axendrehung mit dem mehr auf die seitliche Verkrümmung gerichteten Einfluss der Armhochstreckhalte verbindet. Nur müssen dabei die Schultern in gleichem Niveau gehalten und der gestreckte Arm nicht vorgesenkt werden.

Für die obere Skoliose weiss ich keine ähnlichen, sofort verwendbaren Hilfen anzugeben. Was der Patient selbst dabei thun kann, seitliches Verschieben des Kopfes und isolirtes Herabziehen der Schulter, lernt er erst nach längerer Uebung; ja er versteht anfangs selbst nicht einmal, diese Haltungsmodificationen festzuhalten, wenn sie von fremder Hand ausgeführt worden sind. Und zu letzterem gehört eine gute Assistenz, die bei der Untersuchung gewöhnlich nicht vorhanden ist.

Bei solchen Patienten, welche mit leichten Skoliosen behaftet nicht unter die fortgesetzte Aufsicht eines Orthopäden zu kommen bestimmt sind, sondern gewisse Uebungen nach erhaltener Anweisung zu Hause ausführen sollen, ist es wünschenswerth, sich über den Grad der vorhandenen Geschicklichkeit und Aufmerksamkeit zu unterrichten. Man gewinnt diese Aufklärung als Nebenprodukt bei der dem Patienten zu ertheilenden therapeutischen Anweisung, welche in einem andern Abschnitt zu besprechen sein wird.

III.

Die Messung Skoliotischer.

Zwei Umstände machen es uns zum Bedürfnis, ein Verfahren zu besitzen, durch welches wir den gegenwärtigen Befund einer Skoliose graphisch darstellen können; wir müssen im Stande sein, dem Leser eines Briefes oder einer Abhandlung das genaue Bild eines Formfehlers zu geben, und wir selbst müssen den späteren Befund einer Skoliose mit dem frühern vergleichen können. Im Anfang meiner orthopädischen Praxis fühlte ich dieses Bedürfnis um so mehr, da ich es nicht zu befriedigen wusste. Ein Gypsabguss, wie ihn Heine in Cannstadt zu nehmen pflegte, ist umständlich und gar nicht überall ausführbar; ferner unsicher, weil es eine zu schwierige Aufgabe für den Patienten ist, während der ganzen Prozedur die natürliche Haltung zu bewahren und jede Muskelanspannung zu vermeiden; und endlich erfüllt er von den oben bezeichneten Aufgaben nur die zweite. — Die Photographie, von welcher Berend in Berlin ausgedehnten Gebrauch macht, giebt zwar eine ganz gute Vorstellung von Art und Form einer Skoliose, aber keine so genauen Anhaltspunkte, dass sie nach kürzeren Zeiträumen zum Vergleich dienen könnten. Zudem laufen dabei leicht Täuschungen unter, indem durch Selbstrichtung des Patienten und veränderte Beleuchtung der Zustand ein viel günstigeres Aussehen gewinnt, als er in Wahrheit beschaffen ist. Und wenn der Patient blos während der Aufnahme die bessere Haltung behauptet, so ist das selbst für den anwesenden Arzt schwer zu bemerken und zu verhindern. Uebrigens verstehen sich grössere Mädchen sehr schwer oder gar nicht dazu, ihren Formfehler photographisch fixiren zu lassen.

Allmälig bildete ich mir selbst ein Verfahren aus, welches ich nun seit über zehn Jahren festgehalten habe. Es lässt zwar auch noch Manches zu wünschen übrig, genügt aber doch den meisten

Anforderungen zugleich, und, was das Wichtigste ist, ich habe ein besseres noch nicht auffinden können.

Meine Messungen geschehen durch Bandmass, Tasterzirkel und Bleidraht.

Das auch zu anderen Messungen von mir sehr viel verwendete Bandmass dient mir in Bezug auf die Skoliose nur zur Vergleichung des Umfangs beider Thoraxhälften. Bei grösseren Mädchen, bei denen die Messung nicht allemal genau an der Stelle der grössten seitlichen Wölbung vorgenommen werden kann, wähle ich, sobald es sich um eine mittlere Skoliose handelt, als Ausgangspunkt für das Bandmass stets den Schwertfortsatz und treffe hinten meist auf den 9. oder 10. Brustwirbel. Die Seite der Convexität ist die stärkere, bis um 6 cm. Betreffs der Lumbar-Skoliosen, an denen man von der Mitte des oberen Randes des Nabels aus messen kann, habe ich kein so constantes und ausgesprochenes Verhältnis gefunden. — Bei sehr vorgeschobenen Schultern vergleicht man mit Hilfe des Bandmasses den Abstand der hinteren Enden der Achselhöhlen von einander mit dem der vorderen. Das hintere Mass soll eigentlich dem vorderen gleich sein oder etwas nachstehen; es ist aber in Wirklichkeit nicht selten um 6—10 cm. grösser.

Mit dem Tasterzirkel messe ich gewöhnlich, gleichfalls vom Schwertfortsatz aus, die Distanz nach den Spitzen der Schulterblätter, zuweilen auch nach dem Raum innerhalb der Schulterblattbasis, ferner nach dem Gipfel der Rippenwölbung und nach dem entsprechenden Punkt der Einsenkung auf der andern Seite; auf beiden Seiten ist der Knopf mit einigem Druck aufzusetzen, weil auf der concaven Seite die Weichtheile viel dicker aufliegen als auf der andern. In gleicher Weise wird die Niveau-Differenz bei unteren Verbiegungen bestimmt.

Eine grössere Differenz, als wenn man von einem Punkte der Vorderseite des Körpers aus nach zwei sich entsprechenden Stellen des Rückens misst, erhält man, wenn man die schrägen Durchmesser abnimmt, z. B. bei rechtseitiger mittlerer Verbiegung einmal von dem höchsten Punkt der hintern rechtseitigen Rippenwölbung zum Gipfel der links vorn von den Rippen gebildeten Erhöhung, und sodann von der linkseitigen hinteren zur rechtseitigen vorderen Abflachung. Nur lassen sich bei später wiederholten derartigen Messungen keine sichern Vergleiche mit den früheren anstellen, weil man selten genau dieselben Punkte trifft.

Die Messungen mit Bandmass und Tasterzirkel betrachte ich nur als Beihilfen zur Controle; das Hauptgewicht lege ich auf die Messung mit Bleidraht. Man muss davon allerdings die stärkste Sorte nehmen, sonst ist der Vorwurf, den Weil dieser Methode macht, begründet; zu dünner Draht verbiegt sich beim Abheben von dem gemessenen Körper durch seine eigene Schwere. Der von mir benutzte Draht, von fast 2 Mm. Dicke, thut dies in kürzeren Stücken gar nicht, in Stücken von 40 cm. Länge, dem höchsten erforderlichen Mass, in ganz unbedeutender und keineswegs störender Weise.

Will man eine Messung mit Draht vornehmen, so biegt man ein Stück von erforderlicher Länge mit den Fingern gerade, möglichst ohne Axendrehung, und streckt es dann unter dem Fingernagel, bis es gerade ist wie eine Stricknadel. Bei der Messung selbst drückt man den Draht sorgfältig überall an die Körperoberfläche an, aber genau in derselben Ebene, bis er an allen Stellen die Haut berührt ohne einzudrücken. Die geringe Federkraft, welche dieser Draht hat, überwindet man an weichen Stellen durch Ueberdruck, an solchen Stellen dagegen, wo die Knochen nur dünn bedeckt sind, durch leises Schieben oder Ziehen am Draht mit den flach aufgelegten Fingerspitzen beider Hände. Schliesslich legt man den Draht auf Papier und zeichnet seine Form ab, indem man mit dem Bleistift an ihm hin geht.

Um zu bestimmen, an welchem Wirbel man gemessen hat, benützt man bekanntlich die meist deutlich markirte Hervorragung des letzten Halswirbels, unterhalb dessen man bei der Zählung der Brustwirbel mit 1 beginnt.

Diese Messungsmethode ist in der vielseitigsten Weise verwendbar. Die am häufigsten von mir dazu benutzten Stellen sind: die Linie zwischen den hinteren Enden der Achselhöhlen (bei mittlerer Verbiegung); die Horizontale in der Höhe des Tailleneinschnitts oder wenig darüber (bei unterer Skoliose); die Horizontale unmittelbar ober- oder unterhalb der Schulterblattgräte (bei oberer Skoliose); ferner nöthigenfalls die Horizontale in der Höhe des Dornfortsatzes des 8.—10. Brustwirbels, wenn eine mittlere Skoliose ihre Hauptwölbung in dieser Höhe hat; sodann dieselben Conturen bei Vorbeughalte; ferner bei sehr ungleichen Brustseiten die Horizontale unmittelbar unterhalb der Brüste oder unterhalb der Schlüsselbeine. Auch senkrechte Conturen lassen sich vielfach mit Erfolg abnehmen, so bei ungleich hervortretenden Hüften die Senkrechte vom hinteren Ende der Achselhöhle bis unterhalb des Hüftkamms; bei hochgradigen Skoliosen die Linie vom Nacken über die Spitze des Schulterblatts oder ein wenig ausserhalb derselben bis in die Taille. Nur die Linie lässt sich auf diese Weise nicht gewinnen, welche wir wohl alle am liebsten auf dem Papiere haben möchten, nämlich die seitliche Curvatur der Dornfortsätze. Diese Linie lässt sich deshalb bei Skoliosen mit Bleidraht nicht abnehmen, weil derselbe nicht nur parallel der Frontalebene, sondern auch in der Sagittalebene gebogen werden müsste; Linien aber, welche in verschiedenen Ebenen zugleich gekrümmt sind, lassen sich nicht auf Papier übertragen.

Dieselbe Aufgabe, wie der Bleidraht, erfüllt auch der von Weil in Wien angegebene (s. Allgem. Wiener med. Ztg. 1865, Nr. 4) Curvenmesser; nur ist seiner Construction nach anzunehmen, dass er ziemlich theuer ist und sich daher niemals in den Händen jedes Arztes finden wird, während man sich mit Bleidraht um wenige Groschen für die ganze Lebenszeit versorgen kann. Weil sagt zwar seinem Instrumente nach, dass es eine wirkliche, mit Zahlen bestimmbare Messung und nicht blos, wie der Bleidraht, eine Abbildung gebe. Diesen Vorzug hätte es aber nur dann, wenn man ein sicheres Verfahren besässe, um den Längskasten des Instruments, z. B. beim Messen von Horizontalconturen, immer genau parallel der Frontalebene des Körpers halten zu können. Ein solches Verfahren giebt es nicht und wird es nie geben. Zwar sagt Weil: „Es ist beim Abdrücken nur darauf zu achten, dass die Längenaxe des Instruments, d. h. der Kasten, stets parallel gegen die Abscissenlinie der abzunehmenden Curve geschoben wird.“ Das ist leicht gesagt, aber sehr schwer so ausgeführt, dass man dadurch vergleichbare Zahlen gewinnt. Daher meine ich, dass dieses Instrument auch nicht mehr leistet, als mein Bleidraht.

Ich vindicire meinem Messungsverfahren nicht einen solchen Grad von Genauigkeit, dass ich wagen möchte, auf kleine Differenzen zweier zu verschiedenen Zeiten an demselben Individuum vorgenommenen Messungen sichere Schlüsse zu bauen; nur wenn grössere Unterschiede sich ergeben oder kleinere bei mehreren Messungen constant wiederkehren, lässt sich ein Anhalt zu einem Urtheil, z. B. über den Erfolg eines eingeschlagenen Heilverfahrens, daraus gewinnen. Am brauchbarsten zu solchen Vergleichen sind die bei Vorbeughalte gewonnenen Conturen.

Der Unterschied beider Seiten bei Skoliose lässt sich dadurch am auffälligsten darstellen, dass man nach dem Abzeichnen der Contur den Draht umgedreht auf die Zeichnung legt. Die Abweichung von der Norm zeigt sich dabei in doppeltem Masse.

Schliesslich will ich noch mittheilen, dass ich auch bildliche

Aufnahmen skoliotischer Patienten anfertige, welche mit den durch die Photographie gewonnenen zwar nicht den Vorzug plastischer

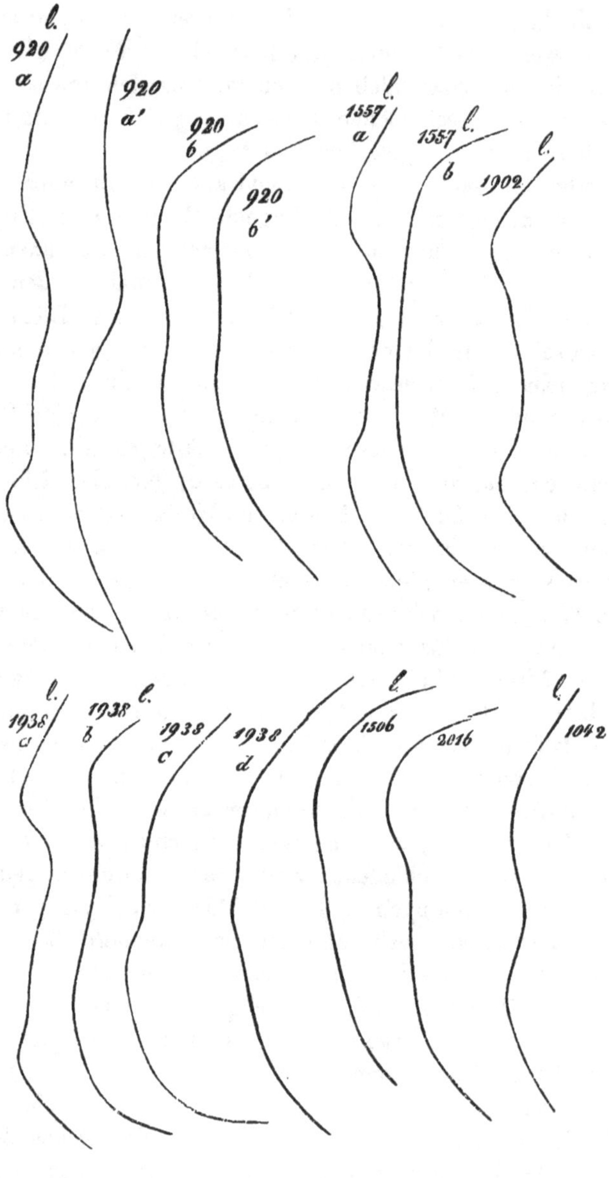

Anschaulichkeit, aber doch den Nutzen gemein haben, dass man durch sie den Gesammteindruck und die Haupteigenthümlichkeiten

einer Skoliose wiedergeben kann. Ich zeichne nämlich häufig das Bild Skoliotischer in der Camera obscura. Doch besitzen diese Bilder aus verschiedenen Gründen, deren Anführung hier zu weit führen würde, keine grosse Genauigkeit und können die Messung durchaus nicht ersetzen.

Die auf S. 28. beigegebenen Zeichnungen stellen einige Conturen dar, wie ich sie mit Bleidraht an Skoliotischen gewonnen habe.

920*a* und *b* giebt zwei wagrechte Conturen vom Rücken eines hoch gewachsenen jungen Mannes von 17 Jahren, welcher an mittlerer rechtseitiger und unterer linkseitiger Skoliose zweiten Grades litt. *a* ist in der Höhe der Achselhöhlen, *b* in der Höhe der Taille, wie diese sich r e c h t s markirte, abgenommen. Mit *a'* und *b'* sind die Conturen derselben Stellen bezeichnet, wie sie sich 4 Monate später ergaben. *a'* lässt eine auffallende Besserung erkennen, die aber nur theilweise auf Verminderung der Skoliose beruht, theilweise dadurch hervorgebracht ist, dass die Muskeln, welche die Schulterblätter mit dem Thorax verbinden, bedeutend kräftiger und gehorsamer geworden sind und diese besser zurückgezogen und an die Rippen angedrückt erhalten. Ein solcher Erfolg geht über das gewöhnliche Mass natürlich weit hinaus. — An der untern Verkrümmung lässt die Linie *b'* ebenfalls eine Verminderung der Axendrehung erkennen.

1557*a*, 1902 und 1938*a* sind an derselben Stelle abgenommen, wie 920*a*, aber 1557 an einer geringeren, erst im Beginn des zweiten Grades stehenden, 1938 an einer sehr starken rechtseitigen, 1902 an einer geringen linkseitigen Skoliose. 1938*b* ist unmittelbar unterhalb der Schulterblätter, in der Höhe des Dornfortsatzes des 8. Brustwirbels abgenommen, 1938*c* an derselben Stelle, aber bei starker Vorbeugung des Rumpfes, 1938*d* an demselben Individuum, welches zugleich an einer linkseitigen Nackenskoliose leidet, in der Höhe des 3. Brustwirbels bei Vorbeughalte. 1557*b* zeigt die Quercontur des Rückens bei Vorbeughalte, etwas unterhalb der Achselhöhlenlinie, von wo 1557*a* genommen ist.

1506 zeigt die Quercontur in der Höhe des 1. Lendenwirbels an einem 19jährigen Mädchen mit zweifacher Skoliose zweiten Grades; 2016 die am 12. Brustwirbel abgenommene Contur einer Lendenskoliose dritten Grades an einem 14jährigen Mädchen.

1042 endlich ist die Querlinie einer Nackenskoliose zweiten Grades — in der Höhe des 3. Brustwirbels gemessen — an einem mit dreifacher Skoliose behafteten Knaben von 9 Jahren.

IV.

Der Bildungsgang der Skoliose.

a) Aeussere Erscheinungen.

In welcher Form die Skoliose auftritt und sich entwickelt, hängt natürlich von ihren Ursachen und Förderungsmomenten ab. Dieser Umstand allein ist es, wenigstens nach meiner Ueberzeugung, welcher den verschiedenen Entwicklungsgang von link- und rechtseitigen Skoliosen bedingt, nicht — wie mehrfach angenommen worden ist — eine angeborne oder eine von allen Menschen in der aufrechten Haltung erworbene, durch rechts und links ungleiche Belastung der Wirbelsäule von Seiten der daran hängenden Eingeweide bedingte, oder durch den Aortenbogen bewirkte Ungleichheit beider Thoraxhälften und Ablenkung des Rückgrats aus der sagittalen Halbirungs-Ebene. Alle Diejenigen, welche sich mit solchen Erklärungs-Versuchen abquälen, haben wahrscheinlich nicht Gelegenheit gehabt, viele Skoliosen in der Zeit ihres ersten Entstehens zu beobachten.

Bei den in den ersten 5 bis 6 Lebensjahren entstehenden Skoliosen — so weit sie zu den Gewohnheits-Skoliosen zu rechnen sind — wiegt überhaupt keine bestimmte Form vor, weil die Ursachen keine constant einseitigen sind. Nur so viel lässt sich sagen, dass einfache Verbiegungen — nach hinten oder einer der beiden Seiten — in diesem Alter häufiger sind, als zusammengesetzte; doch sind auch diese keine ganz seltnen Erscheinungen.

Sowohl im ersten als im spätern Kindesalter ist häufig eine Rückverbiegung der Lendenwirbel mit Abflachung, also eigentlich Vorverbiegung, der Brustwirbel der zuerst erscheinende Formfehler. Derselbe disponirt zu seitlicher Verbiegung und ist häufig von ihr gefolgt.

In der ersten Hälfte der Schuljahre kommt am häufigsten die linkseitige Total-Skoliose, in zweiter Reihe eine nach hinten und einer — meist der linken — Seite gerichtete Verkrümmung der Lenden- und untersten Brustwirbel zur Beobachtung.

Aus der linkseitigen Totalskoliose kann sich — und dieser Fall tritt ziemlich häufig ein — eine zweifache Skoliose bilden, indem der obere Theil der Brustwirbelsäule sich nach rechts verbiegt und blos die untern Brustwirbel nebst den Lendenwirbeln ihre Abweichung nach links behalten. Während der ersten Periode des Uebergangs wiegt die linkseitige Verbiegung entschieden vor; nur nimmt der obere Theil der Wirbelsäule nicht an derselben Theil, sondern läuft bis zum 6.—8. Brustwirbel herab geradlinig, und das rechte Schulterblatt steht nicht, wie bei der linkseitigen Totalskoliose, tiefer, als das linke, sondern etwas höher und weiter von der Wirbelsäule entfernt. Schreitet die obere Verbiegung weiter, so macht sich allmälig zwischen den Schulterblättern rechtseitige Abweichung der Dornfortsätze und Erhöhung des Raumes zwischen ihnen und der Basis des rechten Schulterblattes bemerkbar. Daraus kann sich ein wirklicher Seitenbuckel der rechten Schulterblattgegend unter allmäliger Verkürzung der untern linkseitigen Verkrümmung — wodurch aber die Intensitätszunahme der letztern nicht ausgeschlossen ist — entwickeln. Doch kann, wenn die mittlere rechtseitige Skoliose das dritte Stadium erreicht, die untere linkseitige ganz verschwinden und in jener aufgehen. Andrerseits kann die untere linkseitige Verkrümmung immer die stärkere bleiben und weiter zunehmen, ohne dass die obere rechtseitige einen hohen Grad an Ex- und Intensität erreicht.

Es kommt auch vor, dass die entstehende rechtseitige Verbiegung sich anfangs auf eine kurze Strecke, z. B. vom 4. oder 5. bis 7. oder 8. Brustwirbel beschränkt und den obersten Theil der Wirbelsäule unangetastet lässt. Dann sind also die übrigbleibenden kurzen Linksverbiegungen im Nacken und über der Taille Reste der ursprünglichen linkseitigen Totalskoliose, während die mittlere Rechtsverbiegung sich neu gebildet und so die anfangs einfache in eine dreifache Skoliose verwandelt hat.

Der soeben dargestellte Entwicklungsgang ist der gewöhnlichere, aber nicht ausschliessliche; vielmehr kann die Skoliose auch beim ersten Erscheinen als zwei- oder dreifache vorkommen, oder es kann die zuerst aufgetretene einfache Verbiegung sich als solche erhalten und zu höhern Graden entwickeln. Zu dieser Beobachtung geben besonders die rechtseitigen einfachen Skoliosen häufiger Gelegenheit. Wenn sich aber bei denselben noch eine secundäre Verbiegung entwickelt, dann ist es meist eine linkseitige obere

(Nacken-) Skoliose, nicht eine mittlere. Da aber die rechtseitigen einfachen Skoliosen an sich seltner sind, als die einfachen linkseitigen, so kommen auch diese ihre höhern Entwicklungsformen nicht so häufig vor.

Als zweithäufigste Ausgangsform der seitlichen Rückgratsverkrümmungen habe ich die untere Skoliose zu bezeichnen gehabt. Auch diese scheint mir häufiger links, als rechts, aufzutreten. Bei ihr findet sich ein tieferer Stand der entgegengesetzten Schulter auch im ersten Anfange fast nie, vielmehr kann man häufig sehr bald einen höhern Stand derselben beobachten. Ist also eine linkseitige Verbiegung innerhalb der untern Hälfte der Wirbelsäule vorhanden, so pflegt die rechte Schulter höher zu stehen. Gewöhnlich ist damit eine geringe Verbiegung der Wirbelsäule nach rechts verbunden, meist ziemlich hoch gelegen, bei welcher natürlich auch die entsprechende Auftreibung in der rechten Schulterblatt- oder Nackengegend nicht fehlt. Dies zeigt sich gewöhnlich zuerst an der Spitze des rechten Schulterblattes, welche weiter nach hinten vorragt. Diese secundären obern oder mittlern rechtseitigen Skoliosen bei untern linkseitigen — oder die obern linkseitigen bei untern rechtseitigen — entwickeln sich selten zu höhern Graden; vielmehr bleibt meist die untere Skoliose die stärkere.

Diese ist meist mit Rückwölbung der Lendenwirbel verbunden, welche eine Abflachung des Rückens in der Höhe der Schulterblätter nothwendig im Gefolge hat.

b) Innere Veränderungen.

Die Reihe der Wirbelkörper ist derjenige Theil des Rückgrats, an welchem jede Verbiegung zuerst auftritt, denn nur die Wirbelkörper sind dem verbiegenden Einfluss, der einseitigen Belastung durch die überliegenden Körpertheile während gewohnheitsmässiger Seitenbiegung der Wirbelsäule, ausgesetzt. Die Dornfortsätze werden erst durch die seitlich ausweichende Körperreihe in die Verbiegung gezogen, welche daher an ihnen in späterer Periode und in geringerem Grade auftritt.

Da bei jeder Krümmung eines cylindrischen Körpers die Linie der Seitencontur auf der concaven Seite kürzer wird, als auf der convexen, so kann dies auch bei der Wirbelsäule nicht ausbleiben, welche, wenn man von ihrer kegelförmigen Verjüngung nach oben absieht, schematisch als ein aus einzelnen cylinderförmigen Theilen zusammengesetzter, biegsamer Cylinder betrachtet werden kann. Wären diese einzelnen Theile sämmtlich starr, so könnte eine Krümmung des Ganzen nur mit Klaffungen auf der convexen Seite zu Stande kommen. Nun sind aber die Bestandtheile der Wirbelsäule innig mit einander verbunden und können sich daher nicht von einander entfernen; ferner sind sie nicht durchgängig starr, sondern haben elastische Zwischenschichten; es kann daher eine Krümmung nur durch einseitige Compression und anderseitige Dehnung dieser geschehen. Dies ist der Vorgang sowohl bei den normalen Krümmungen der Wirbelsäule nach vorn und hinten, die sich nach dem Ende des Säuglingsalters beim Kinde entwickeln, als auch bei den abnormen seitlichen Verkrümmungen, welche den Anfang der Skoliose bilden.

Im Beginn ist diese einseitige Compression beziehentlich Extension der Zwischenwirbelscheiben sicher nur eine zeitweilige, und die Fähigkeit der letzteren, beim Nachlass des einseitigen Druckes in den normalen Parallelismus ihrer Oberflächen zurückzukehren, nicht aufgehoben. Wenn aber Druck und Spannung längere Zeit ohne Unterbrechung fortdauern, so geht jene Fähigkeit allmälig verloren, die Bandscheiben bleiben auf der einen Seite niedriger, auf der andern höher und behalten also eine schräge Form. Wahrscheinlich jedoch ist auch nach dieser ihrer Formveränderung eine relative Elasticität noch lange in ihnen vorhanden, vermöge welcher sie einerseits einen anhaltenden Druck auf die zwischenliegenden Theile der Wirbelkörper, andrerseits einen ununterbrochenen Zug an deren äusseren Rändern ausüben. Diese aber können bei aufrechter Haltung des Individuums dem Druck nicht ausweichen, weil sie die obern Körpertheile zu tragen haben. Die damit verbundene Compression trifft aber bei Verkrümmungen nur die der Concavität zunächst liegenden Theile der Wirbelkörper, indem die Schwerlinie deren innerem Rande näher verläuft, als dem äussern.

Die Wirkung dieser Verhältnisse ist eine doppelte: die Wirbelsäule wird immer weiter in der Richtung der Convexität hinausgedrückt, eine vorhandene Skoliose also vergrössert, und die von der Belastung getroffenen, comprimirten Theile der Wirbelkörper werden weniger Ernährungszufluss erhalten, als die freiliegenden, der Convexität zugewendeten und unter dem Einfluss steter Extensions-Spannung stehenden Seiten. Mit der Zeit erhält unter dem Einflusse des Druckes die Rückbildung das Uebergewicht über die Anbildung: der Wirbel wird auf der innern Seite niedriger und erhält somit eine abgestumpft keilförmige Form. Damit verbindet sich eine andere Formveränderung des Wirbels: seine innere, der Concavität der Verkrümmung zugewendete Seite wird nicht nur niedriger, sondern auch tiefer eingebuchtet, indem die obern und untern Horizontalschichten des Wirbels sich nach der innern Seite hin verlängern. Die Erscheinung ist genau dieselbe, als wenn der Wirbelkörper, während er den einseitigen Druck erlitt, aus Wachs oder feuchtem Thon bestanden hätte. Dabei zeigt der Wirbelkörper zugleich ein Hinüberrücken seiner Vorderkante gegen die Seite der Convexität. Hermann Meyer nimmt an, dass diese Misgestaltung des Wirbelkörpers auf ein Ausweichen des Knochenkernes desselben zurückzuführen sei (Henle und Pfeufer's Ztschr. N. F. III, S. 172. Virchow's Archiv XXXV, S. 249).

In dieser Weise geschieht es und erklärt es sich, dass die Wirbel, während sie auf die Seite rücken, mit ihrem sagittalen Durchmesser der ursprünglichen Richtung desselben nicht parallel bleiben, sondern sich mit der Körperhälfte weiter von der Mittelebene des Körpers entfernen, als mit der Bogenhälfte. Man nennt diesen Vorgang, welcher die Entstehung und weitere Entwicklung jeder seitlichen Verbiegung begleitet, die Axendrehung der Wirbel.

In weiterer Folge entarten auch die Bogen und die Fortsätze der Wirbel, besonders die schrägen mit ihren Gelenkflächen. Die Dornfortsätze weichen bei hochgradiger Skoliose nach der Convexität der Krümmung hin ab; bei rechtseitiger Skoliose bildet daher der längste Durchmesser der meistbetheiligten Wirbel nicht eine von rechts vorn nach links hinten gerichtete gerade Linie, sondern einen nach rechts hinten offenen Bogen.

Obgleich nun mit jeder Skoliose eine solche Axendrehung verbunden, allemal daher die Verkrümmung der Wirbelsäule in Wirklichkeit weit stärker ist, als sie an den Dornfortsätzen erscheint, so steht doch diese Drehung nicht immer in gleichem Verhältnisse mit der seitlichen Verbiegung. Zur Beurtheilung des Grades der Axendrehung der Brustwirbel dienen die Rippen. Die doppelte Verbindung einer jeden Rippe mit der Wirbelsäule lässt den Rippen so wenig Spielraum zu wagrechter selbständiger Bewegung, dass sie einer jeden Drehung der entsprechenden Wirbel um deren senkrechte Axe nothwendig folgen müssen. Während sich also bei einer entstehenden rechtseitigen Skoliose die entsprechenden Wirbel zugleich so drehen, dass ihre ursprünglich rechte Seite sich schräg nach hinten, die linke schräg nach vorn wendet, müssen auch die rechten Rippen sich nach hinten, die linken nach vorn verschieben. Damit wird die rechte Seite des Rückens und die linke Seite der Brust stärker. Da aber die Rippen vorn nicht frei endigen, sondern mittels der Rippenknorpel in wenig nachgiebiger Weise mit dem Brustbein verbunden sind, so können sie einer zunehmenden Axendrehung der Wirbel nur in der Weise einigermassen folgen, dass sie ihre Biegung verändern. Wenn der mittlere Theil der Brustwirbel nach rechts sich verbiegt und dreht, so tritt der Anfangstheil der rechten Rippen mit nach hinten. Dadurch entsteht vorn eine Zerrung. Die natürliche Folge ist, dass die Rippen sich hinten stärker wölben, vorn mehr strecken. Auf der linken Seite dagegen wird der Anfangstheil der Rippen nach vorn gedrückt; die vordern Hälften derselben folgen aber dieser Verschiebung nur so weit, als ihre Verbindung mit dem Brustbein es erlaubt; hier festgehalten, aussen vorwärts geschoben, wölben sie sich stärker. Diese vordere Wölbung fällt indess weniger in die Augen und trägt daher nicht so viel zu der entstehenden Entstellung bei, wie die hintere der andern Seite, welche in ihrem höchsten Grade den Seitenbuckel bildet.

Aber nicht blos in wagrechter, sondern auch in senkrechter Richtung werden die Rippen bei der Skoliose verschoben. Diejenigen, welche von der Hohlseite der Verbiegung ausgehen, müssen in ihrem weitern Verlaufe sich einander nähern, convergiren, während die Rippen der gewölbten Seite divergiren. Letztere werden dabei breiter und dünner, erstere, wenn sie einander bis zur Berührung genähert werden, verlieren die ursprüngliche Form ihres Querdurchschnittes vollständig, erhalten Längs-Ausbuchtungen und statt 2 Kanten 3 oder 4 derselben.

Ueber die Veränderungen, welche die betheiligten Muskeln bei der Skoliose erleiden, fehlen genaue anatomische Untersuchungen. Die Annahme einer Relaxation, beziehentlich Retraction, wie sie die Vertreter der schwedischen Gymnastik aufstellen, schwebt ganz in der Luft; für sie ist nicht einmal der Versuch einer anatomischen Begründung gemacht worden. Ich selbst habe bei den wenigen Untersuchungen, die ich habe anstellen können, gar keine solchen Veränderungen gefunden, welche jene Annahme unterstützen könnten.

Man muss annehmen, dass die über die Rückenwölbung laufenden Muskeln und die Zwischenrippenmuskeln derselben Seite gedehnt werden. Nur aus dem mit dieser Dehnung verbundenen stärkeren Zug an den Ansatzpunkten weiss ich mir die Abflachung zu erklären, welche die Rippen auf der convexen Seite des Rückens erleiden. Eben so dürfte die Beugung der Dornfortsätze nach dieser Seite hin auf dieselbe Ursache zurückzuführen sein.

Auf der andern Seite des Rückens liegen die Muskeln in völliger Erschlaffung an der Einbuchtung des Thorax an; die Zwischenrippenmuskeln dürften, nachdem die übereinanderliegenden Rippen in unmittelbare Berührung gekommen sind, als Muskeln an diesen Stellen wohl völlig verschwinden.

Es wird behauptet und ist sehr wahrscheinlich, dass bei hochgradiger Skoliose auch das Becken eine schräge Form erhält. Doch ist hier wohl zu unterscheiden: ich habe zuweilen bei unbedeutenden Lendenskoliosen eine ungleiche Höhe beider Hüftkämme — bei gleicher Länge der Beine — vorgefunden; da war eine Ungleichheit beider Beckenhälften sicher früher vorhanden, als die Skoliose, und stand daher wohl in ursächlichem Verhältnis zu der letzteren.

Die Brusteingeweide erleiden bei der Skoliose nothwendig Compression und Verschiebung; später wird auch die Bauchhöhle von oben her verengert. Daraus entspringen die functionellen Folgen hochgradiger Skoliosen: verringerte Athmungsgrösse, Circulationsstörungen, die sich in Herzklopfen, Cyanose, Kälte der Extremitäten bemerkbar machen, von dem erschwerten Lungenblutlauf abhängig sind und wohl auch mit Erweiterung des rechten Herzens verbunden sein können; ferner Verdauungs-Anomalien in Folge der durch den herabsinkenden Thorax bewirkten Compression der Baucheingeweide und der behinderten Rückströmung des Venenblutes nach dem verengerten Brustraum; und endlich Seitenschmerzen, welche vermuthlich durch Quetschung der Nerven bei ihrem Austritt aus dem Wirbelkanal oder zwischen den Rippen, zuweilen gewiss auch im Rückenmark selbst, welches bei der Form- und Raumveränderung seines Kanals nicht ungereizt bleiben kann, entstehen.

V.

Wesen und Ursachen der Skoliose.

Die Skoliose kommt zu Stande durch dauernde einseitige Belastung der Wirbelsäule und den dadurch bedingten einseitigen Druckschwund der Wirbelkörper.

Die Vorbedingung einer solchen dauernden einseitigen Belastung ist wahrscheinlich eine doppelte; der willkürlichen einseitigen Haltung muss eine gewisse Disposition des Körpers vorausgehen und zugesellt sein, wenn aus der Schiefheit eine vollständige Skoliose sich entwickeln soll.

Diese Disposition, welche nicht in allen Fällen dieselbe und oft kaum vermuthungsweise zu charakterisiren ist, besteht sicherlich in vielen Fällen in jenen Entwicklungsungleichheiten des im Wachsthum befindlichen Körpers, auf welche zuerst Engel aufmerksam gemacht hat (Wiener med. Wochenschr. 1868, Nr. 66—68). Nachdem derselbe die Ergebnisse seiner Untersuchungen im Einzelnen dargestellt hat, fasst er sie schliesslich in folgenden Hauptpunkten zusammen: „Die Rückenwirbel erreichen ihre völlige Ausbildung nicht alle zu gleicher Zeit. Die Brustwirbel bedürfen dazu am längsten“ (und unter ihnen verknöchern wieder die mittlern am spätesten). „Die beiden seitlichen Hälften der Wirbelkörper zeigen auch bei sonst ganz normal geformten Personen eine Ungleichheit in Betreff der Ausbildung und Vollendung; bald ist die rechte, bald die linke Hälfte in der Entwicklung weiter vorgerückt. In diesem ungleichmässigen Entwicklungsgange liegt eben die Möglichkeit der Skoliose. . . . . Diese ungleiche Entwicklung ist aber bis zu einem gewissen Punkte eine normale und wird von da ab krankhaft. Sie führt zu Ungleichheiten in Form und Grösse. Ist der erste Anstoss zu einer Verkrümmung gegeben, so geht, so lange das Wachsen der Wirbel und aller übrigen zum Rückgratsystem gehörigen Knochentheile noch nicht vollendet ist, in diesen Theilen eine ganze Reihe von Grössenveränderungen vor sich, denen sich immer Form- und Lageveränderungen hinzugesellen. Ist aber das Wachsen der Knochen vollendet, so treten wieder die Erscheinungen von Knochenschwund in bestimmten Theilen und in bestimmter Reihenfolge auf. — Aber nicht die Knochentheile allein, sondern auch alle anderen zu ihnen gehörigen Theile, Muskeln, Gefässe und Nerven, Bandscheiben, mit einem Worte: der ganze Bewegungs- und Ernährungsapparat der einen Hälfte der Wirbelsäule nimmt an der ungleichen Ausbildung gleich anfänglich Theil.“

„Oefters tritt eine Ausgleichung ein, indem die kräftigere Entwicklung an der einen Stelle durch eben so kräftige, aber entgegengesetzte an einer anderen Stelle aufgewogen wird. Ist dies nicht der Fall, so bildet sich Skoliose mit oder ohne Kyphose mit derselben zwingenden Nothwendigkeit, mit welcher z. B. trotz aller anscheinend gleichen körperlichen Uebung doch die eine Körperhälfte bei den meisten Menschen umfangreicher und stärker ist, als die andere, und von zwei paarigen Organen oder von zwei Hälften desselben Organs, wie z. B. des Gehirns, das eine gewöhnlich andere Dimensionen hat, als das zweite.“

„Die Ursachen dieser unsymmetrischen Entwicklung sind uns zur Zeit noch nicht bekannt; äussere Umstände, wie z. B. eine schiefe Körperhaltung, mögen beitragen, die Krümmungen zu vergrössern“ (s. dagegen unten. S.), „der rechte Antrieb geht aber kaum von ihnen aus. So wie rechte und linke Niere, rechter und linker Hode oder Eierstock verschiedene Dimensionen haben, ohne krank zu sein, so wenig ist die ungleiche Entwicklung beider Wirbelhälften einer Krankheit zuzuschreiben; aber die axiale Lage macht jede ungleiche Entwicklung der Wirbelsäule zur bedeutungsvollen That, und jede ungleiche Höhenentwicklung führt zur Deformität, und die Menge der damit verbundenen Veränderungen und Störungen der Raumverhältnisse hat oft Krankheiten im Gefolge.“

Man wird auf solche Misverhältnisse des Knochenwachsthums schliessen dürfen, wenn man bei der äusseren Untersuchung Ungleichheiten in Prominenz und Stellung der Dornfortsätze findet. Solche Fälle sind mir gar nicht selten vorgekommen.

Auf dieses ungleichzeitige Vorschreiten der Entwicklung sind vermuthlich besonders diejenigen Skoliosen zurückzuführen, welche als erbliche bezeichnet und häufig schon vor dem schulpflichtigen

Alter in ausgebildeter Form, oft als mehrfache, beobachtet werden. Die auch solchen Skoliosen vorausgehende schiefe Haltung des Rumpfes und einseitige Benutzung der Glieder ist dann nicht als erster Ausgangspunkt der Skoliose anzusehen, sondern sicher zunächst als Folge der ungleichseitigen Knochen-Entwicklung und nur nebenbei als Beförderungs-Moment der im Entstehen begriffenen, gleichfalls vom Knochensystem ausgehenden Skoliose. Die einseitige Belastung der Wirbel ist hier das Resultat der ungleichen Höhe beider Seiten in einzelnen Wirbeln, nicht willkürlicher Ausbiegung. Der Uebergang in wirkliche Skoliose geschieht, wo schon vorher schräge Wirbel vorhanden sind, natürlich viel schneller, als wo dies nicht der Fall ist.

Man könnte die so eben geschilderte Verkrümmungsart Knochen-Skoliosen nennen.

Aber es giebt eine zahlreiche andere Art von Skoliosen, welche jedenfalls nicht vom Knochensystem ausgehen, vielmehr in Form und Zeit ihres Auftretens so beständig mit gewissen äussern Verhältnissen übereinstimmen, dass man sie nothwendig auf diese zurückführen muss. Dies sind die Gewohnheits-Skoliosen im engern Sinn, also diejenigen, welche in bestimmter Form nach bestimmter einseitiger Gewohnheitshaltung auftreten (vgl. unten unter „Ursachen“). An solchen Skoliosen geringen Grades leidet die grosse Mehrzahl der Schulkinder, besonders der Mädchen. Wenn bei solchen eine Abschrägung von Wirbeln eintritt, so ist dieselbe Folge der einseitigen Belastung, nicht Primär-Ursache der Skoliose. In den meisten Fällen indessen kommt es dazu nicht; von der grossen Anzahl von Schiefhaltungen entwickelt sich nur eine kleine Minderheit zu Skoliosen. Dann muss also — wenn nicht ausnahmsweise ein besonderer Grad von Intensität und Constanz der Schiefhaltung zu Grunde liegt —, noch ein zweites beförderndes Moment vorhanden sein. Vielleicht darf man in solchen Fällen eine geringere Widerstandskraft, grössere Nachgiebigkeit der Knochen, Bänder und Muskeln annehmen. Solche Vermuthung wird gestützt durch das häufige Zusammentreffen einer rapiden Zunahme der Skoliose mit dem Eintritt in die Entwicklungsjahre, oder mit einer durch schnelles Wachsthum oder ungünstige diätetische Verhältnisse verursachten Blutarmuth.

Endlich steht wahrscheinlich eine nicht geringe Anzahl Skoliosen in einem Folgeverhältnis zu einer gewissen Eigenschaft der Wirbelsäule, auf welche zuerst Hirschfeld (Canstatt's Jahresbericht üb. 1849, S. 69) aufmerksam gemacht und welche Hermann Meyer in Zürich (s. Virchow's Archiv XXXV, Heft 2) genauer untersucht hat. Es besteht nämlich ein Gegensatz zwischen der Reihe der Wirbelkörper und der Bogenreihe in ihrer Verkürzungsfähigkeit und -neigung. Trennt man an einer frischen Wirbelsäule die Körperreihe von der Bogenreihe ab, so findet man nach der Trennung die letztere bedeutend kürzer. Diese Verkürzung betrug bei der Wirbelsäule eines 37jähr. Mannes 35, bei der eines 18jähr. Jünglings 30, bei der eines 14jähr. Mädchens 45 mm. Die letztere liess sich sodann durch Druck in der Längsrichtung noch um weitere 15 mm. verkürzen. In der Regel war eine Belastung von ungefähr 4 Pfund erforderlich, um die getrennte Bogenreihe wieder auf die Länge zu strecken, welche sie an der ungetheilten Wirbelsäule besessen hatte. — Die Körperreihe hingegen widersteht nicht nur einer Compression in hohem Grade, sondern erfährt sogar während ihrer Biegung auf der convexen Seite eine Dehnung.

Dieses gegensätzliche Compressibilitäts- und Elasticitäts-Verhältnis zwischen Körper- und Bogenreihe bildet im Verein mit dem Umstande, dass die Last des Oberkörpers wesentlich nur auf die Körperreihe drückt, und mit der entstehenden Abschrägung der Wirbelkörper die Ursachen der spiraligen Drehung der Wirbelsäule bei Skoliose.

Weiter muss in Betracht gezogen werden, wie Meyer richtig hervorhebt, „dass in der normalen Brustkrümmung die vordere Mittellinie die kürzeste Linie des entsprechenden Stückes der Wirbelsäule ist, weil sie in der Concavität liegt, dass dagegen bei der Skoliose — wenn auch nicht immer in Wirklichkeit, so doch im Schema der ausgebildetsten Form — dieselbe Linie die längste Linie sein muss. Hieraus geht dann noch weiter hervor, dass die normale Kyphose der Brustwirbelsäule mit dem Bestehen einer Skoliose unverträglich ist, und dass deshalb mit einer jeden Skoliose der Rückengegend Aufhebung“ (oder wenigstens Verminderung) „der normalen Kyphose derselben Gegend vorhanden sein muss.... Hat diese lordotische Verschiebung einmal die Querebene des Körpers überschritten, welche einer geraden (im Profil senkrechten) Richtung der Wirbelsäule entspricht, dann wird sie aus einer relativen Lordose zu einer absoluten und muss sich dann unter Einwirkung der Belastung selbständig weiter bilden können. Da nun dadurch die Körperreihe der Wirbelsäule in einem höhern Bogen gegen vorne tritt, so ist es deutlich, dass ein solcher Grad des lordotischen Elements der Skoliose stellvertretend für die spiralige Drehung muss auftreten können.“

„Mit diesem ist nicht in Widerspruch, dass eine die Lendenwirbelsäule befallende Skoliose mit der spiraligen Drehung zugleich die normale Lordose dieser Gegend scheinbar ausgleicht. Diese scheinbare Ausgleichung ist vielmehr derselbe Prozess, wie der oben besprochene, denn die Biegung der Körperreihe der Lendengegend wird in Wirklichkeit nicht abgeflacht, sondern nur (im Sinne der spiraligen Drehung) seitwärts verlegt . . . . Der Lendentheil der Wirbelsäule ragt allerdings dann weniger nach vorne hervor, aber er ist darum nicht weniger, sondern gelegentlich sogar noch mehr gekrümmt, als im normalen Zustande."

Hermann Meyer betrachtet somit die Lordose als Theilerscheinung einer durch andere Ursachen hervorgerufenen Skoliose; und so mag wohl in der Mehrzahl der Fälle die Folge der Vorgänge sein. Es erscheint mir aber die Möglichkeit nicht ausgeschlossen, dass sich auch zuweilen die Sache umgekehrt verhält. Es kann nämlich, meine ich, eine durch irgend welche Ursachen hervorgerufene lordotische Stellung der Wirbelsäule der Grund von Skoliosenbildung werden. Lordose der Rückenwirbel aber ist eine ziemlich häufige Erscheinung und macht sich zunächst durch Abflachung, später durch gänzliches Fehlen der normalen Rückenwölbung bemerkbar, so dass dann die Brustwirbelsäule geradlinig, wie beim Säugling, verläuft. Diese Rückenlordose ist häufig ausgleichende Folge einer sog. Kyphose (besser Rückverbiegung) der Lendenwirbel, wie sie bei schwächlichen Säuglingen, die zu früh sitzend getragen werden, und bei absolut oder relativ mit Stunden überbürdeten Schulkindern, die auf Bänken ohne Lehnen oder mit unzweckmässigen Lehnen sitzen müssen, einzutreten pflegt. Ausserdem ist aber auch denkbar, dass in der Zeit raschen Längenwachsthums die Zunahme der Höhe der Wirbelkörper rascher erfolgt, als die der Schrägfortsätze, ohne dass dieses Misverhältnis durch grössere Dehnbarkeit der Ligamenta flava ausgeglichen wird. In solchem Falle muss die Wirbelsäule nothwendig sich nach vorn ausbiegen und, wenn sie durch nichts gehindert wird, schliesslich einen nach vorn gewölbten Bogen darstellen, wobei der Rücken zwischen den Schulterblättern anstatt der normalen Wölbung eine Aushöhlung zeigen würde. So weit kommt es indess thatsächlich nicht, sei es wegen Erhaltung des Gleichgewichts, sei es, weil der vordere Theil des Brustkorbs nicht einer entsprechenden Ausdehnung und Hebung fähig ist. Wenn aber nach Erreichung dieser Gränze das Verlängerungsbestreben der Körperreihe gegenüber dem Verkürzungsbestreben der Bogenreihe fortdauert und weiter zunimmt, so bleibt der Körperreihe nichts Anderes übrig, als sich seitwärts zu schlängeln. Solchen Ursprungs sind, wie ich vermuthe, die ein- oder mehrfachen, im letztern Falle dicht auf einander folgenden Verkrümmungen mit kurzem Radius, die stets mit starker Abflachung des Rückens verbunden sind und mir schon lange vor Meyer's Untersuchungen als besonders hartnäckig bekannt waren.

Indem ich von jenen Skoliosen absehe, welche nach Pleuritis und Verödung einer Lungenpartie, durch Rhachitis, oder neben Kyphose aus Wirbelentzündung entstehen, welche Formen ausserhalb des beabsichtigten Zweckes meiner Schilderung liegen, habe ich nur noch die sog. statische Skoliose zu erwähnen, worunter man diejenige seitliche Krümmung der Wirbelsäule versteht, welche einzunehmen sie durch seitliche Neigung ihrer Stützfläche auf dem Becken gezwungen wird. Wenn z. B. das linke Bein an sich, oder durch Contraktur oder Luxation kürzer ist, so ist das Becken, während das betreffende Individuum geht oder steht, links abwärts geneigt, und mit ihm die Oberfläche des ersten Kreuzbeinwirbels, auf welchem der letzte Lendenwirbel ruht. Das End-Resultat ist dasselbe, wenn das Becken ungleich entwickelt und auf der einen Seite weniger hoch ist. Wäre die Wirbelsäule starr, so würde sie sich in solchem Falle im Ganzen nach links neigen und somit das Gleichgewicht des Körpers gefährden. Da sie aber beweglich ist, so beugt sie sich des Gleichgewichts wegen bei ihrem Verlauf nach oben bald wieder nach rechts, und es erscheint somit eine linkseitige untere Verbiegung. Häufig kommt es vor, dass sie in der Höhe der Schulterblätter nach der entgegengesetzten Seite über die Mittellinie hinaus einen kleinen Bogen beschreibt, der aber meist geringer bleibt, als der untere. Solche statische Seitenkrümmungen aber entwickeln sich an sonst normalen Körpern nicht zu den höhern Graden der Skoliose und sind somit die wenigst gefährlichen.

Damit halte ich die Darstellung der Vorgänge der Skoliosenbildung nach unserm jetzigen Wissen für erschöpft. Ich betrachte es als höchst unwahrscheinlich, dass für die Ansicht der schwedischen Schule, die Skoliose entstehe durch Muskel-Retraction*), oder für die aus Frankreich importirte Behauptung, die Neigung der Wirbelsäule zu rechtseitiger Verkrümmung sei durch die grössere Last der rechts hängenden Eingeweide, oder gar durch das An-

*) Vgl. eine kurze Erwiderung von mir an Klevesahl in der Petersburger med. Zeitschr. Bd. X, 1866.

drängen der Aorta bedingt, jemals Beweise beigebracht werden können.

Eben so wenig stimme ich der ziemlich verbreiteten Ansicht bei, dass bei zweifacher Skoliose die untere, meist nach links gerichtete, die nothwendige Folge der darüber liegenden rechten sei. Ich kann daher die für die erstere gebräuchliche Bezeichnung „compensirende Krümmung“ nicht adoptiren. „Es ist nichts zu compensiren“, sagt Engel ganz richtig. Jede Skoliose entsteht für sich und aus besondern Gelegenheitsursachen. Nur bei der statischen Skoliose könnte die obere Verkrümmung, welche durch Herstellung der Gleichgewichtshaltung jedenfalls wenigstens eingeleitet wird, somit als eine Compensationskrümmung angesehen werden.

Gelegenheits-Ursachen der Skoliose.

Schon im frühesten Kindesalter wird Gelegenheit zur Bildung von Verkrümmungen gegeben; doch bedarf es, damit es wirklich zu einer solchen kommt, noch eines gestörten Ernährungszustandes des Kindes. Die meisten Kinder sitzen auf dem tragenden Arme bereits zu einer Zeit, wo sie noch auf der Matratze oder im Wickelbettchen liegen sollten; und noch dazu werden sie fast immer auf demselben — meist dem linken — Arme getragen. So lange aber die Rückenmuskeln den Körper noch nicht aufrecht tragen können, sinkt er beim Sitzen so weit vorn über, als die hintern Bandverbindungen der Wirbel es zulassen. Diese Hemmung tritt allmälig in einem immer höheren Stadium der Vorbeugung ein, weil die Bänder sich mit der Zeit verlängern und die Wirbelkörper durch den häufigeu Belastungsdruck im Höhenwachsthum ihres vordern Randes gehemmt werden. Die nächste Folge ist eine Rückverkrümmung, und zwar, weil die Beweglichkeit in den Lendenwirbeln am grössten ist und die Beugung vorzugsweise dort erfolgt, der untersten Strecke der Wirbelsäule. Diese untere Rückverbiegung beeinträchtigt nicht nur, wenn die Kinder heranwachsen, die Harmonie der Gestalt und die Leichtigkeit des Ganges, sondern hat auch, wie oben gezeigt worden ist, eine Abflachung der höhern Rückengegend zur Folge, wodurch wieder die Bildung von Skoliosen erleichtert wird.

Erfolgt das Tragen immer auf demselben Arme, so kann auch eine seitliche Verkrümmung sich bilden. Gewöhnlich lehnen sich die schwächlichen Kinder, wenn sie auf dem Arme sitzen, an die Schulter der Wärterin an; dann bildet sich, wenn es der linke Arm ist, der sie trägt, eine linkseitige Verkrümmung der untern Hälfte oder des untern Drittels der Wirbelsäule. Manche Kinder aber gewöhnen es sich an, so lange sie getragen werden, sich mit dem rechten Arme auf die linke Schulter der Trägerin zu stützen; dann kann sich eine reine rechtseitige Skoliose der ganzen Wirbelsäule bilden, oder es gesellt sich zu einer schon vorher vorhandenen untern linkseitigen eine mittlere oder obere rechtseitige.

Nachdem die Kinder laufen gelernt haben, kann sich ebenfalls als nächste Folge einseitiger Gewohnheiten Skoliose entwickeln. Die meisten gewöhnen sich oder werden dazu angehalten, gewisse Verrichtungen immer mit derselben Hand, und zwar der rechten, vorzunehmen. Dies ist unpraktisch, weil dann die linke Hand ganz unnöthiger Weise ungeschickt bleibt; und es kann unter gewissen Bedingungen schädlich werden, indem sich rechtseitige Rückenskoliose entwickelt. Bei Kindern, deren Knochenentwicklung eine seitliche Verkrümmung begünstigt, entsteht solche besonders dann, wenn sie mit dem gewohnten Arm häufig hoch greifen, z. B. nach hohen Klinken beim Thüröffnen.

Auch mit den Beinen gewöhnen sich Viele einseitig, indem sie beim Stehen und bei gewissen wiederkehrenden Bewegungen immer ein bestimmtes Bein bevorzugen. Beim Stehen pflegen sie nur auf ein Bein sich zu stützen, das andere aber geknickt nebenbei zu stellen. Dabei lassen sie die Hüfte über dem ruhenden Bein sinken und geben damit Gelegenheit zu einer Verkrümmung nach dieser Seite. Dasselbe Bein, auf welches solche Kinder beim Stehen sich stützen, pflegen sie auch beim Emporsteigen von Treppen voranzusetzen, um das andere, wenn sie es nachgehoben haben, daneben zu stellen. Beim Herabsteigen auf Treppen ist dasselbe Bein, welches sie hinaufwärts vorangestellt haben, das nachkommende. So ist es allemal dasjenige, welches in hebender oder nachlassender Thätigkeit den Körper zu tragen hat. Bildet sich dabei eine Skoliose, so ist es eine untere, nach der andern Seite gerichtete.

Noch weit häufiger, als im sog. Spielalter, sind die Kinder im Schulalter Veranlassungen zu Skoliosen ausgesetzt. Unsere Schulbänke sind bis jetzt immer so eingerichtet gewesen und sind es meist noch, dass zwischen Bank und Tafel ein hinlänglicher Raum frei bleibt, dass die Kinder bequem stehen können, wenn sie aufgerufen werden. An denselben Bänken aber sollen die Kinder auch schreiben. Dann müssen sie sich weit vorlegen, um mit den Armen auf die Tafel zu gelangen, benutzen die Oberarme zugleich als Stützen für den vorgebeugten Oberkörper, und drehen sich ausserdem rechts etwas vor, indem sie wesentlich nur auf der linken Gesässhälfte aufruhen, um den rechten Arm zum Schreiben besser disponibel zu bekommen. Die nächste Folge ist ein Emporrücken beider Schultern und eine Ausbiegung der Wirbelsäule in langgestrecktem Bogen nach links. Mit der Zeit, wenn die Kinder grösser werden und viel und schnell zu schreiben haben, gewöhnen sie sich, den linken Ellbogen hinter der Tafel abwärts zu richten, und mit der linken Hand auf der Tafel das Papier zu halten; der rechte Arm aber, mit dem Ellbogen auf die Tafel gestemmt, dient zugleich zum Stützen und zum Schreiben. Das Schreibebuch wird dabei ziemlich schräg rechts vorwärts gelegt, und der Kopf neigt und dreht sich nach links, um die Augen den Zeilen parallel zu stellen. Die Folge ist, dass die rechte Schulter vor- und aufwärts rückt und die Wirbelsäule sich zwischen den Schulterblättern nach rechts ausbiegt, während die untere Partie des Rückgrats ihre Verkrümmung nach links behält. So entsteht die so häufig im Alter von 10 bis 13 Jahren sich ausbildende zweifache Skoliose. Zugleich wölbt sich in Folge des steten Vorbeugens und, wenn die Bänke keine oder zu hohe Lehnen haben, auch in den nicht mit Schreiben verbundenen Stunden durch das Zusammensinken des ermüdeten Kindes der ganze Rücken, besonders in den Lenden und im Nacken, nach hinten. Wenn nun auch noch auf dem Schulwege die Mappe oder Tasche immer mit demselben Arme getragen wird, so dürfen wir uns nicht wundern, wenn wir unter den Schulkindern, besonders weiblichen Geschlechts, so viele mit schiefer Hüfte, hoher Schulter und hockiger Haltung finden.

Die Ursachen, aus welchen solche Formfehler bei Mädchen häufiger vorkommen, als bei Knaben, liegen zum Theil gewiss in dem zarteren Knochen- und Muskelbau der ersteren, zum Theil aber gewiss auch darin, dass sie in Folge verbreiteter Begriffe von Wohlanständigkeit viel weniger Gelegenheit haben, durch Spiele und Bewegungen in freier Luft die nachtheiligen Einflüsse des Sitzens auf den Schulbänken einigermassen auszugleichen. Sodann darf auch, wie ich meine, der Umstand nicht zu gering angeschlagen werden, dass die Mädchen meist auf schräger Unterlage sitzen. Indem sie sich zwischen Tafel und Bank hineindrängen, werden die Röcke zurückgeschoben, und wenn dann die Mädchen auf der Bank Platz genommen haben, sitzen sie mit der vorausgegangenen Seite auf glatt gespannten, mit der andern Gesäss-Hälfte auf dick gefalteten Röcken, also höher. Meist ist das Verhältniss so, dass die Bänke zur Linken die Fenster haben und von der entgegengesetzten Seite aus betreten werden. In solchem Falle sitzen dann die Mädchen mit links abwärts geneigtem Becken und nach links ausgebogener Wirbelsäule.

Nach dem Schulalter endlich giebt die zu anhaltende Beschäftigung mit Nadelarbeiten häufig einen weiteren Anlass zu Verkrümmungen.

VI.

Vorkommen der Skoliose.

Bei Weitem die meisten Skoliosen entstehen im Schulalter; eine Minderzahl bildet sich bereits im Säuglings- und Spielalter. Die Steigerung vorhandner Anfänge von Skoliose zu höheren Graden erfolgt am häufigsten nach Beginn der Pubertätszeit. Die Anfangsformen findet man am häufigsten bei Mädchen; der ausgebildete Seitenbuckel dagegen vertheilt sich nach meiner Erfahrung in ungefähr gleicher Menge auf beide Geschlechter; es muss daher die Skoliose bei Knaben verhältnismässig häufiger die höheren Grade erreichen, als bei Mädchen. Bei Erwachsenen kann zwar eine vorhandene Skoliose noch zunehmen, besonders nach schwächenden Einflüssen, wie Krankheiten, Entbindungen, oder bei anstrengenden einseitigen Beschäftigungen; wer aber bis nach vollendetem Wachsthum völlig gerade geblieben ist, kann — glaube ich — nicht skoliotisch werden, ausser durch Lungen- oder Knochenkrankheiten oder Lähmungen.

VII.

Prognose der Skoliose.

Die Prognose hängt ab von der Ursache der Skoliose, von dem erreichten Grade, von ihrer Form, von dem Alter und Ernährungszustand des Individuums, von seiner Willenskraft und von der grösseren oder geringeren Zweckmässigkeit, Intensität und Dauer der Behandlung. Da uns bei der ersten Untersuchung eines Skoliotischen fast nie alle diese Verhältnisse bekannt sind, so befinden wir uns sehr selten in der Lage, gleich anfangs eine Vorhersage mit einiger Sicherheit stellen zu können.

Aeussere Ursachen, deren Beseitigung möglich ist, stellen die Sachlage günstiger, als Fehler der Knochenentwicklung. Je früher eine sich entwickelnde Skoliose zur Behandlung kommt, desto wahrscheinlicher ist ihre Heilung. Eine einfache Skoliose ist leichter erfolgreich zu behandeln, als eine mehrfache, eine langgestreckte mit grossem Radius leichter, als eine mit kurzem Radius; ferner ist bei starker Axendrehung und bei bedeutender Abflachung der normalen Rückwölbung der Brustwirbelsäule die Aussicht ungünstiger, als im entgegengesetzten Falle. Je höher das ergriffene Stück der Wirbelsäule sich befindet, um so schwieriger ist ein Erfolg zu erzielen. Skoliosen an ganz jungen Kindern geben deshalb eine nicht sehr günstige Prognose, weil in solchem Alter die Behandlungsmöglichkeit eine sehr beschränkte ist und die so wichtige Mitwirkung des Patienten ganz fehlt. Andrerseits kann nach vollendeter Körperentwicklung, wenn also alle Theile ihre bleibende Gestalt gewonnen haben, die Therapie nur noch palliativen Nutzen bringen. Kräftige, gesunde Individuen mit reger vegetativer Lebensthätigkeit geben selbstverständlich eine weit bessere Prognose, als schwächliche, herabgekommene, blutarme. Gutgezogene Kinder mit entwickeltem Pflichtgefühl, welche gelernt haben, Willen und Gedanken vorschriftmässig zu concentriren, lassen einen sichereren, schnelleren und vollständigeren Erfolg der Kur erwarten, als nachlässige Kinder. Darum geben sowohl die meisten Kinder der ungebildeten Klassen, welche so häufig unverständig geleitet oder auch fast ganz sich selbst überlassen gewesen sind, als auch die zu ängstlich und zärtlich behüteten, immerfort bemuttert und bedient gewesenen Kinder aus den sog. höheren Ständen eine ungünstigere Prognose. — Die Behandlung endlich kann nur dann das Mögliche erreichen, wenn sie angemessen gewählt, so wie correkt, in genügendem Umfange und hinlänglich lange durchgeführt wird. Darum können nur günstige Anfangsformen im älterlichen Hause mit vollem Erfolg behandelt werden, und auch solche nur bei guter Aufsicht durch Angehörige, Erzieher oder Aerzte; alle andern sind auf die Benutzung guter orthopädischer Anstalten angewiesen, wenn der erreichbare Grad der Heilung gesichert werden soll. Die normale Behandlung einer ausgebildeten Skoliose ist zwar auch ausserhalb und ohne Benutzung einer orthopädischen Anstalt nicht vorweg unmöglich, doch werden sich sehr selten die dazu erforderlichen Verhältnisse vereinigt finden, so lange die genaue Bekanntschaft mit der Skoliose und ihrer Behandlung, wie auch mit der Gymnastik, unter den Aerzten nicht weit mehr verbreitet ist als jetzt.

Die einfachen Skoliosen ersten Grades können meist leicht geheilt werden und gehen auch ohne Behandlung durchaus nicht alle in höhere Grade über. Mit einiger Einschränkung gilt dasselbe von den mehrfachen Skoliosen ersten Grades.

Ist die Skoliose bereits in das zweite Stadium vorgeschritten, so wird sie ohne Behandlung ganz gewiss nicht geringer, höchst wahrscheinlich nimmt sie noch ferner zu. Die Phrase, mit welcher ängstliche Mütter häufig getröstet werden sollen: „Das wird sich verwachsen!“ ist der Ausdruck völliger Unkenntnis und wird nur zu oft durch den Eintritt des geraden Gegentheils in ihrer Nichtigkeit blosgestellt. Aber auch bei zweckmässigster Behandlung wird in diesem Stadium selten völlige Heilung erzielt. Bei jungen Individuen und noch nicht langem Bestehen sind allerdings auch mässige Skoliosen zweiten Grades noch heilbar; der Orthopäd ist aber selten in der Lage, die Behandlung einen so langen Zeitraum hindurch fortsetzen zu können, wie zur völligen Heilung erforderlich ist. Doch kann jede Skoliose zweiten Grades nicht nur in ihrer weitern Entwicklung aufgehalten, sondern auch mehr oder weniger vermindert werden. Der Patient bleibt schief, wird aber nicht bucklig; und das ist für sein Lebensglück ein ganz bedeutender Unterschied.

Selbst bei Skoliosen dritten Grades hat eine richtige und ausdauernde Behandlung noch einige Aussicht zu nützen. Bei erwachsenen Personen freilich beschränkt sich dieser Nutzen auf Verminderung oder Beseitigung der störenden Folgeerscheinungen, welche sich in Athmung, Verdauung, Blutumlauf und Nervenempfindungen geltend machen. Bei jugendlichen Individuen aber kann nicht nur dies erreicht, sondern auch die in Aussicht stehende Verschlimmerung abgehalten und sogar die äussere Erscheinung noch etwas verbessert werden.

VIII.

Heilbehandlung der Skoliose.

Die Behandlung der seitlichen Rückgratsverkrümmungen ist ein undankbarer und doch auch wieder ein dankbarer Beruf: undankbar für den, welcher gern schnelle, in die Augen springende Erfolge seines Wirkens sieht und durch solche den Dank und die Anerkennung des Publikums zu erwerben liebt; dankbar für den, welcher sich mit dem eignen Bewusstsein segensreichen Wirkens zufrieden giebt. Denn unter den jetzigen Verhältnissen, wo die meisten beginnenden Skoliosen von den Hausärzten wenig beachtet und keiner oder nicht der richtigen Behandlung unterworfen zu werden pflegen, ist es das gewöhnliche Schicksal des Orthopäden, die Skoliotischen in so vorgerücktem Stadium in seine Hände zu bekommen, dass er zufrieden sein muss, wenn es ihm gelingt, sie vor völligem „Auswachsen" zu bewahren. Für den Patienten und den kundigen Arzt ist damit sehr viel, für den Effekt in den Augen der Laien viel zu wenig erreicht.

Darum ist dringend zu wünschen, dass die Hausärzte, Aeltern und Schulmänner zu Mitarbeitern des Orthopäden werden. Sie können das, denn in ihrer Hand liegt es, die meisten Skoliosen zu verhüten.

a) Vorbeugung der Skoliose.

Die Mütter müssen den eiteln Wunsch unterdrücken, früh mit einem aufrecht sitzenden Kind zu paradiren. Wenn man den Säugling nicht fest einwickelt, sondern seine Arme frei und den Beinen einigen Spielraum zu Bewegungen lässt, so kann man ihn ohne Beeinträchtigung seiner Entwicklung und seines Wohlbefindens so lange liegen lassen, bis er sich selbst zum Sitzen aufrichtet.

Man achte darauf, dass das Kind, sobald es sich sitzend aufrecht halten kann, abwechselnd auf dem rechten und linken Arme getragen werde.

Die so verbreitete Gewohnheit der Mütter und Wärterinnen, die Kinder zum ausschliesslichen Gebrauch der rechten Hand anzuhalten, verdankt ihre Lebenszähigkeit nur der Gedankenlosigkeit; sonst hätte einiges Nachdenken auch dem einfachsten Geiste längst klar machen müssen, dass es völlig sinnlos ist, von zwei Gliedern mit gleichen Anlagen zu der höchsten und vielseitigsten Geschicklichkeit das eine absichtlich ungeschickt zu erhalten. Die Geduld, welche man jetzt darauf verwendet, um das seine Gaben anfangs allseitig gebrauchende Kind rechts zu gewöhnen, sollte man lieber dazu benutzen, dem Kinde, wenn es später bei häufig wiederkehrenden Handgriffen eine Hand bevorzugen will, durch strenge Gewöhnung zum Wechsel die volle Herrschaft über beide Hände zu sichern und ihm seinen geraden Rücken zu erhalten. Es ist leicht, dem Kinde bequem zu behaltende Regeln fürs Oeffnen von Thüren, fürs Tragen der Schulmappe und dergleichen beizubringen; schwerer lässt sich solcher Wechsel bei gewissen Spielen, wie Kreiseln, Anschlagen, Reifenwerfen u. a. m. durchführen; doch führt nach meiner Erfahrung einige Beharrlichkeit auch hier zum Ziele.

Eben so ist das schiefe Stehen, das einseitige Treppensteigen und dergleichen von Anfang an nicht zu gestatten; dann ist es später leicht, durch Uebung im Springen oder Seilhüpfen mit wechselndem Absprung und zuletzt durch Turnen die gleichmässige Entwicklung und Benutzung beider Beine sicher zu stellen*).

Weit schwerer ist es, und mit unsern jetzigen Schulbänken vielleicht unmöglich, beim Schreiben eine gerade Haltung durchzuführen. Zu Hause kann man durch Beachtung folgender Regeln zum Ziele kommen: Der Sitz sei — oder werde nöthigenfalls durch Unterlagen — so hoch, dass der Tisch nicht über die Magengrube des Sitzenden emporreicht. Der Stuhl werde so weit vorgerückt, dass sein vorderer Rand vom Tischrand überragt wird. Bei Mädchen ist auch darauf zu sehen, dass sie, indem sie sich setzen, die Röcke gleichmässig unter sich vertheilen. Beim Schreiben darf die Brust nicht an den Tischraud angelehnt, vielmehr muss der Oberkörper bis an den Nacken aufrecht getragen und nur der Kopf etwas geneigt werden. Ist eine zu starke Vorneigung

---

*) Ueber die „Pflege und Ausbildung des Bewegungsapparates bei kleinen Kindern“ — vor dem schulpflichtigen Alter — habe ich einige Vorschläge gemacht in der Zeitschrift Cornelia, herausgegeben von C. Pilz, Bd. 9, 1868, Heft 4.

bereits eingewurzelte Gewohnheit geworden, so kann im Nothfall Schreber's Geradhalter (ein hoch und niedrig stellbarer eiserner Querstab, der vor die Schlüsselbeine zu stehen kommt; vergleiche Schreber's Kallipädie, Leipzig 1857) angewendet werden. Sind die Augen zu kurzsichtig, so kann durch ein Pultchen, dessen Platte nur auf einem Rahmen ohne Füsse ruht, mit einem Rande aber durch eine Spreize erhöht und so in schräge Neigung gebracht werden kann, Abhilfe geschafft werden. Während des Schreibens soll kein Vorderarm ganz auf dem Tische, aber auch nicht ganz unter dem Tische sein; vielmehr sollen beide Vorderarme gleich weit, mit der Hälfte oder zwei Dritteln ihrer Länge aufliegen. Das Buch mag so gelegt werden, dass die Schrift etwas schräg läuft, d. h. nach rechts hin sich ein Wenig vom Körper entfernt. Läuft sie parallel, so wird beim Schreiben die rechte Schulter zu sehr gehoben, bei zu schräger Lage des Buches dagegen neigt sich der Kopf nach links.

In der Schule kann das Kind nur auf zweckmässigen Bänken sich vor schiefer Haltung bewahren. Dass wir bis jetzt trotz allen Bemühungen der Sachverständigen fast durchgängig so zweckwidrige Schulbänke haben, liegt daran, dass dieselbe Tafel, an welcher der Schüler zu schreiben hat, hinter sich auch den nöthigen freien Platz haben soll, damit der Schüler, wenn er aufgerufen wird, freistehen kann. Diesen beiden Anforderungen zugleich können die Subsellien nur dadurch entsprechen, dass sie entweder zweisitzig gemacht werden und zu beiden Seiten einen freien Raum behalten, in welchen der Schüler hinaustreten kann, oder dass die Tafel aus verschiebbaren Platten besteht, welche beim Schreiben zurück-, in den andern Stunden vorgeschoben werden. Die erstbezeichnete Bankform ist von Buchner („Zur Schulbankfrage", Berlin 1869) empfohlen worden, für die letztere hat Ernst Kunze in Chemnitz eine sehr zweckmässige Construktion angegeben, welche ich in der Schrift: „Die Schulbankfrage und die Kunze'sche Schulbank von Dr. Schildbach, Leipzig 1868", empfohlen und beschrieben habe. Die zweisitzigen Subsellien haben gegenüber denen mit verschiebbaren Platten ausser verschiedenen andern weniger ins Gewicht fallenden besonders die zwei Nachtheile, dass sie sich nicht jedem vorhandenen Raume anpassen lassen, und dass die Kinder auf ihnen zu sehr eingezwängt sitzen. Dagegen haben die Chemnitzer Bänke nicht nur in ganz Deutschland, sondern auch in verschiedenen andern Ländern grossen Beifall gefunden und sind bereits in einer ziemlichen Anzahl von

Schulen eingeführt worden. Es lässt sich erwarten, dass ihre Verbreitung noch bedeutend zunehmen und ihr segensreicher Einfluss auf die Erhaltung der Wohlgestalt immer mehr Kindern zu Theil werden wird, wenn erst die Verbesserungen, welche Kunze neuerdings wieder an seiner Bankconstruction angebracht hat, durch eine von mir nächstens herauszugebende zweite Auflage meiner Schrift zur allgemeinen Kenntnis gekommen sein werden.

Da zum straffen Aufrechtsitzen Muskelthätigkeit erforderlich ist, solche aber bald durch Ermüdung beeinträchtigt und unterbrochen wird, so wird kein Einsichtiger verlangen, dass die Kinder während der ganzen Unterrichtszeit ohne Ruhepausen sich gerade halten. Diese Ruhepausen werden am besten durch eine Lehne gewährt. Wo eine solche nicht vorhanden ist, da sucht der Schüler durch Krümmen des Rückens und Aufstemmen der Ellbogen auf die Tafel sich Erholung zu schaffen. Dabei ist nicht zu vermeiden, dass Bauch- und Brusteingeweide zusammengepresst werden, die Schultern empor- und vorrücken und der Rücken eine hockige Form behält.

Die hiernach für das Wohl der Schüler unentbehrliche Lehne muss aber, um zweckmässig zu sein, eine bestimmte Form und Höhe haben. Ist sie zu hoch, so lehnt sich der Schüler mit der Schulterblattgegend an, rutscht mit dem Gesäss vor und lässt den untern Theil des Rückens in den Winkel zwischen Bankfläche und Lehne hineinsinken. Das giebt denselben krummen Rücken, wie die lehnenlose Bank, nur dass bei vorhandener Lehne der Oberkörper sich nicht des Gleichgewichts wegen vorzuneigen braucht und somit die Körperhöhlen weniger beengt. (Wer diese Verhältnisse genauer studiren will, findet eine vortreffliche Abhandlung über „die Mechanik des Sitzens“ von Hermann Meyer in Virchow's Archiv 1867, Bd. 38, Heft 1; vergleiche auch meine Schrift über die Schulbankfrage, S. 8 bis 16.) Die normale und vortheilhafteste Sitzhaltung wird nur durch eine gewölbte, vom Kreuzbein bis zu den untern Brustwirbeln reichende „Kreuzlehne“ gesichert, auf welcher die normale Lendenlordose und Beckenneigung erhalten bleibt und der Oberrumpf freie Beweglichkeit behält.

Mit der Kreuzlehne aber ist, wenn sie in gewöhnlicher Weise längs der ganzen Bank durchgeht, ein Uebelstand verbunden: die Kinder nehmen dann gern die Ellbogen zurück und stützen sich auf die Vorderarme. Dadurch werden die Schultern hinauf und nach vorn gedrängt. Darum sind an der Kunze'schen Bank Einzel-

Lehnen angebracht, welche blos die zum Anlehnen nöthige Breite haben. Dieselben besitzen ausserdem den Vorzug, dass sie den Schülern Raum gewähren, um sich frei zu bewegen und auch ohne Störung der Nebenmänner die Bank zu verlassen. Ferner ist die Kunze'sche Bank, um eine weitere Sicherheit gegen das Vorrutschen der Schüler zu bieten, in ihrer hintern Hälfte etwas ausgehöhlt und vorn gewölbt.

Auch im Schulalter bleiben die Kinder von individuellen Angewöhnungen nicht frei, welche schiefe und hockige Haltung befördern. Ich erwähne davon nur die so häufig vorkommende Stellung auf einem Beine, wobei die Hüfte sich auf der andern Seite senkt, während das Bein mit leicht gekrümmtem Knie halb hängt, halb auf der Fussspitze ruht; ferner das Hängenlassen der Arme nach vorn mit auf einander gelegten Händen, wodurch die Schultern nach vorn rücken. Andere Kinder wieder halten stets den Kopf nach einer Seite geneigt oder haben immer mit einer Hand im Gesicht, besonders am Munde, etwas zu thun, wobei sie natürlich die gleichnamige Schulter in die Höhe ziehen.

Besonders bei angegriffenen, blutarmen, muskelschwachen Kindern hat man solche „schlechte Angewohnheiten" sorgsam zu überwachen.

Hoffentlich bricht sich die schon jetzt nicht mehr vereinzelt dastehende Ueberzeugung immer mehr Bahn, dass der Körper in gleichem Masse der Pflege und Ausbildung bedarf, wie der Geist. So werden wir hoffentlich dem Ziele immer näher kommen, dass die Kinder nirgends mehr mit Schulstunden und häuslichen Schularbeiten überhäuft werden, sondern Zeit behalten, sowohl auszuruhen, als auch ihrem körperlichen Bewegungsdrang — womöglich in freier Luft — Genüge zu leisten.

Wo es möglich ist, — und bei gutem Willen und besserer Einrichtung der Seminarien kann dies selbst auf dem Lande möglich gemacht werden — da soll dieser Bewegungsdrang systematisch geleitet werden durch Turnunterricht, auch für die Mädchen*), wodurch am sichersten den Gesundheits- und Formfehlern vorgebeugt wird, welche bei unsern kleinen Stubensitzern so häufig sind. Doch soll mit dem Turnen nicht Alles abgemacht sein; im Sommer Bewegungsspiele im Freien, Spazierengehen, Fussreisen,

---

*) Vergleiche einen von mir gehaltenen Vortrag „über das Turnen der weiblichen Jugend", abgedruckt in der „Deutschen Turnzeitung" 1866, S. 132, 138.

im Winter Schlittschuhlaufen thue das Uebrige. Dabei werde die Hautpflege, besonders so weit sie in kalten Waschungen und lauen oder kühlen Bädern besteht, nicht vernachlässigt. Eine herrliche Uebung für schlaffe Muskeln und krumme Rücken ist das Schwimmen, zu dessen Erlernung jetzt glücklicher Weise auch die Mädchen an manchen Orten Gelegenheit haben.

b) Heilverfahren gegen die Skoliose.

Das active Heilverfahren gegen die seitliche Rückgratsverkrümmung kann nur ein mechanisches sein, denn Dislocationen lassen sich eben nicht anders bekämpfen. An diese Sachlage haben wir uns zu halten, unbeirrt durch die erschwerenden Umstände, welche uns bei der mechanischen Behandlung der Skoliose in den Weg treten. Als solche sind die Lage der Wirbelkörper, die mit der Skoliose verbundenen Formveränderungen von Skelettheilen und endlich die während der aufrechten Haltung des Individuums fortwährend in ungünstiger Richtung thätige Einwirkung der Schwere der von der Wirbelsäule getragenen Körpertheile zu betrachten.

Es waltet nämlich hier das eigenthümliche Verhältnis ob, dass die Theile des Knochengerüstes, welche in eine andere Lage zu einander gebracht werden sollen, unserer direkten Einwirkung gar nicht zugänglich sind. Es liesse sich dieser üble Umstand noch leichter verschmerzen, wenn wenigstens Muskeln vorhanden wären, welche sich an die zu reponirenden Theile ansetzten, denn dann könnten wir durch Anspannung dieser Muskeln bei gleichzeitiger Fixirung ihres Ansatzpunktes einen direkten Zug an denjenigen Knochen, von denen sie ihren Ursprung nehmen, bewirken. Bekanntlich aber gehen nur von den Körpern der Lendenwirbel und des letzten Brustwirbels Muskeln aus, während die Körper der übrigen Wirbel keinen dergleichen als Ursprung dienen. Die zahlreichen Muskeln, welchen die Knochenfortsätze der hinteren Hälfte der Wirbel als Befestigungspunkte dienen, müssen als ein sehr ungenügender Ersatz betrachtet werden, denn die hintere Hälfte der Wirbel nimmt bekanntlich viel weniger an der Verschiebung Theil, als die Wirbelkörper; deswegen wird auch ein ausgleichender Zug an jenen nicht im Stande sein, zugleich die Körperreihe an ihre normale Stelle zurückzuführen, ja es ist nicht undenkbar, dass durch Zug an der Bogenreihe, besonders an den Dornfortsätzen, nach der Seite der Concavität die schon vorhandene Axendrehung der Wirbelsäule noch vermehrt wird.

Der zweite die Behandlung der Skoliose erschwerende Umstand ist die Formveränderung der Wirbelkörper und der Rippen, welche zwar erst im Verlauf der Verkrümmung entsteht, aber einmal vorhanden das Verweilen der betreffenden Skelettheile in der richtigen Lage zu einander unmöglich macht. Sind eine Anzahl Wirbelkörper auf der einen und zwar alle auf derselben Seite niedriger als auf der andern — und das ist schon in frühen Stadien der Skoliose der Fall —, so mag die Wirbelsäule aufgerichtet werden, so oft man will, sie wird sich immer wieder nach der einen Seite hinüberneigen; und wenn es uns selbst noch möglich ist, die Rippen auf der Seite der Convexität hinten und auf der Seite der Concavität vorn so weit hineinzudrücken, bis sie ihre normale Form und beidseitige Gleichheit wieder erlangt haben, so werden sie beim Nachlassen des Drucks immer sofort ihre fehlerhafte Form und Stellung wieder einnehmen.

Kommt schon hierbei neben der Elasticität und Form der betreffenden Körpertheile die auf der Wirbelsäule ruhende Last in Mitwirkung, so ist dieselbe in den Zwischenpausen der Behandlung fortwährend in Einwirkung und in ihrem Effekt dahin gerichtet, die vorhandene pathologische Krümmung und Drehung der Wirbelsäule zu vermehren.

So erklärt sich leicht die Schwierigkeit der Behandlung und der für sie erforderliche lange Zeitraum.

Indess finden wir bei näherer Untersuchung auch einige günstige Umstände, welche uns wenigstens so weit zu ermuthigen geeignet sind, um überhaupt eine Behandlung zu versuchen und die Möglichkeit einigen Erfolges nicht auszuschliessen. Als solche günstige Umstände betrachte ich die Funktion der Wirbelsäule und ihre ziemlich feste Verbindung mit den Rippen; denn diese selben Verhältnisse, auf denen die üble Bedeutung der Skoliose für Form und Leistungsfähigkeit des Körpers beruht, sind es wieder ziemlich allein, welche uns eine Therapie überhaupt möglich machen.

Als bewegliche Trägerin des Rumpfes und als Mittel-, Stütz- und Verbindungspunkt der mit demselben verbundenen beweglichen Skelettheile muss oder kann sich die Wirbelsäule nicht nur an allen Rumpfbewegungen, sondern auch an den meisten Bewegungen des Kopfes, des Beckens und der Extremitäten betheiligen. Diese Betheiligung kommt auf vielerlei Weise zu Stande. Ich muss vorausschicken, dass ich, wenn ich den Ausdruck „Betheiligung" gebrauche, dabei nicht ausser Acht lasse, dass eine Anzahl Muskeln an der Wirbelsäule selbst ihren Ursprung und Ansatz haben, dass also Bewegungen der Wirbelsäule auch ohne Vermittlung anderer Knochen zu Stande kommen können; indess sind diese Muskeln im Verhältnis zu den zu bewegenden Massen so schwach und bethätigen sich an so kurzen Hebelarmen, dass ihnen sicher nur eine mithelfende und vielleicht die Bewegung etwas lokalisirende Funktion zugesprochen werden kann. Die meisten Rumpfbewegungen kommen vielmehr durch die am Kopf, am Schultergürtel, an den Rippen und am Becken sich ansetzenden Muskeln zu Stande, wobei eine Veränderung des Schwerpunktes und des Stützpunktes meist nicht nur stattfindet, sondern bei Hervorbringung der Bewegung mitwirkt. Andererseits ist wieder die Nothwendigkeit, den Schwerpunkt über dem Stützpunkt zu erhalten, eine Ursache der Betheiligung des Rumpfes an den meisten Bewegungen der Extremitäten. Und da wir den Schwerpunkt wie den Stützpunkt in der manchfachsten Weise verändern können, so ist uns damit eine reiche Fülle von Möglichkeiten gegeben, auf die Gestaltung der Wirbelsäule einzuwirken.

Aber wir brauchen uns nicht damit zu begnügen, dass die Rippen den eignen Muskeln des Individuums gewissermassen als Handgriff dienen, um die Lage der Wirbel an sich und ihre Stellung zu einander zu verändern; wir können die Rippen auch für fremde, von aussen einwirkende Kräfte als Angriffspunkt benutzen, um auf die Wirbel verschiebend oder drehend einzuwirken. Solche Einwirkung kann jedoch nicht nur durch fremde Muskel- oder Maschinenkraft stattfinden, sondern auch durch zweckmässige Verwendung der eignen Körperschwere des Individuums erfolgen. Indessen ist die Schwere nicht allein auf diesen Umweg angewiesen, um zur Einwirkung zu gelangen; sie kann vielmehr direkt zur Streckung der Wirbelsäule verwendet werden, wenn wir den Körper an seinem obern Ende aufhängen. Somit ist die Schwere, welche bei der Entstehung und Ausbildung der Skoliose eine so schlimme Rolle spielt, zugleich ein werthvolles therapeutisches Hilfsmittel.

Durch diese verschiedenen Möglichkeiten und Wege der Einwirkung sind wir in den Stand gesetzt, mehrere derselben gleichzeitig zu benutzen und den eignen Muskelzug des Individuums mit äusserem Druck und diesen wieder mit dem Zug der Schwerkraft zu verbinden.

Um den Werth dieser verschiedenen Einwirkungsweisen zu beurtheilen und für die richtige Auswahl unter ihnen einen Anhalt zu gewinnen, müssen wir uns klar werden, was wir mit unsern direkten therapeutischen Massnahmen als letzten Zweck im Auge haben. Ich glaube, dieser Zweck lässt sich kurz in die Worte zusammenfassen: „Wir wollen eine verbesserte oder die normale Körperhaltung möglichst oft herstellen, um sie schliesslich zu einer dauernden zu machen.“ Deshalb müssen wir unsere Patienten in den Stand zu setzen suchen, durch eigne Kraft sich in die normale Stellung zu bringen. Dazu ist erforderlich, dass wir die zu bewegenden Theile, also die dislocirten Knochen, nach der gewünschten Richtung hin beweglich machen, und dass wir die bewegenden Organe, die Muskeln, mit hinlänglicher Kraft ausrüsten und der Willensherrschaft unterwerfen, damit sie jene Reposition wirklich auszuführen fähig werden.

Specieller ausgedrückt hat die Therapie der Skoliose folgende Aufgaben zu lösen:

1) Dehnung der auf der Seite der Concavität verkürzten Weichtheile;

2) Entlastung der in der Gegend der Höhe der Verkrümmung allein zum Tragen verwendeten niedern Hälfte der Wirbelkörper, wo möglich im Gegensatz dazu Compression der höhern Hälfte;

3) Abflachung der Rippenbogen auf der hohen Rückenseite, Wölbung und Hebung der abgeflachten und zusammengepressten Rippen auf der eingesunkenen Rückenseite;

4) Uebung derjenigen Muskeln, welche bei Herstellung der normalen Form und Haltung mitzuwirken haben.

In der Therapie freilich lässt sich diese Gliederung und Reihe nicht festhalten; vielmehr können wir bei den meisten orthopädischen Einwirkungen mehreren jener Aufgaben gleichzeitig entsprechen und haben je nach dem Grade und Alter der vorliegenden Skoliose diese oder jene Anzeige vorzugsweise zu berücksichtigen.

Darum ist auch eine Eintheilung unserer therapeutischen Hilfsmittel nach den einzelnen zu verfolgenden Zwecken nicht möglich. Nicht einmal die verschiedenen Arten der Skoliosen eignen sich zum Eintheilungsprincip, denn die gebräuchlichen Manipulationen, Maschinen und gymnastischen Uebungen lassen sich mit gewissen Veränderungen in ihrer Mehrzahl für alle Formen und mehrere Grade der Skoliose verwenden. Ich muss mich daher in meinem therapeutischen Excurs, so lange ich die Allgemeinbehandlung noch ausser Betracht lasse, auf die in der Sprache gebräuchliche und auf die Verschiedenheit der verwendeten Hilfsmittel gestützte Unterscheidung von Manipulationen, Maschinen und gymnastischen Uebungen beschränken.

1. Manipulationen.

Manipulationen sind Thätigkeiten fremder Hände an einem Individuum, ohne andere Mitwirkung desselben als diejenige, durch welche es sich in eine bestimmte Lage oder Stellung bringt oder darin erhält. Ihre Rolle in der Therapie der Skoliose ist eine um so wichtigere und umfangreichere, je vorgeschrittener und complicirter die Skoliose ist.

So manchfaltig die Manipulationen in den einzelnen Fällen sich gestalten müssen, so lassen sich doch ohne Zwang zwei Hauptarten derselben unterscheiden (natürlich immer nur in der Therapie der Skoliose), nämlich das Richten und das Drücken. Obgleich das Richten zuweilen beinahe zum Drücken wird, so hält doch das charakteristische Moment die beiden Manipulationsformen auseinander, dass nach dem Richten der Patient die ihm gegebene Stellung durch eigene Muskelthätigkeit festzuhalten hat, nach dem Drücken aber nicht.

α. Richten.

Der Schiefe soll und will wieder gerade werden. Dabei waltet indess, selbst wenn Knochen und Weichtheile noch völlig intakt sind, eine Schwierigkeit ob: der Schiefe weiss aus eigenem Empfinden nicht, dass und wo er schief ist; er versteht daher nicht, sich gerade zu richten. Daraus ergiebt sich als erste Aufgabe der Therapie, ihm das zu lehren.

Nur in den leichtesten Fällen kann man sich auf leise Nachhilfen beschränken und dem Skoliotischen selbst die bewegende Muskelthätigkeit überlassen*). In der ungleich grössern Zahl der Fälle hat man den Patienten zum Selbstrichten dadurch zu erziehen, dass man ihm in häufiger Wiederholung, oft lange Zeit hindurch, die richtige oder eine möglichst gute Stellung giebt und ihn sie dann eine Zeit lang festhalten lässt. Allmälig lernen dann aufmerksame und eifrige Patienten bei diesem Gerichtetwerden helfen und endlich sich ohne Beihilfe richten, wobei dann der fremden Hand nur die Aufgabe der Controle und gelegentlichen Nachhilfe bleibt.

Sind die Patienten so weit vorgerückt, so ist es nothwendig,

*) Ich greife hier eigentlich aus dem Gebiet der Manipulationen in das der Hilfsbewegungen über; da indess diese in der Therapie der Skoliose nicht weiter vorkommen, will ich diese formalen Skrupel lieber dem Streben nach Vollständigkeit unterordnen.

sie zuweilen mit entblösstem Oberkörper die Uebung im Selbstrichten vornehmen zu lassen und sie dabei zu beobachten, zu corrigiren und zu unterstützen.

Vorverbiegung der Brustwirbelsäule (vgl. oben S. 2) als Folge der Rückverbiegung der Lendenwirbelsäule. In leichten Fällen fasst man die Schultern des stehenden Patienten, indem man, hinter ihm stehend oder sitzend, 4 Finger jeder Hand über die Schulterhöhe nach vorn legt und die Daumen hinten an der Basis des Schulterblattes anstemmt; dann zieht man die Schultern wo möglich unter Mitwirkung des Patienten möglichst weit zurück und entfernt hierauf langsam nachlassend die Hände, nachdem man den Patienten zum Festhalten dieser Stellung ermahnt hat. Indem Patient dies thut, neigt er gewöhnlich das Becken und beugt den Rücken nach hinten, gleicht somit die Ursache der Rückenlordose aus und wird bei häufiger, anfangs unterstützter, später selbständiger Wiederholung dieser Stellung allmälig die normale Rückenwölbung bekommen.

Das so eben angegebene Verfahren stützt sich auf die bei der „Paradestellung" (vgl. S. 16) von mir gemachte Erfahrung, dass die Kinder, wenn sie die Schultern zurücknehmen, das Becken vorzuneigen pflegen. Wo das einmal nicht geschieht oder wo die Lendenkyphose zu stark ist, da hat man nach Zurückbringung der Schultern das Becken seitlich zu umfassen und um seine Queraxe nach vorn zu drehen, während Patient selbst den Oberrumpf zurückbeugt.

Bei vielen Kindern gelingt dies Verfahren nicht sogleich, weil sie nicht verstehen das Becken frei zu geben, sondern es festhalten. Kommt man durch öftere Wiederholung nicht zum Ziele, dann sind gymnastische Uebungen — über welche in einem spätern Abschnitt — nicht zu entbehren.

Gegen die Vorverbiegung der Lendenwirbelsäule (S. 2) kann nur dann durch Richten angekämpft werden, wenn sie Folge angeborner Hüftluxation ist; bei wirklicher Hüftcontraktur kann nur diese Gegenstand der Behandlung sein. Im erstgenannten Falle pflege ich das Richten in der Weise vorzunehmen, dass ich, zur Seite des Patienten stehend, die eine Hand quer über dessen Gesäss und die andere auf den Bauch lege, wobei ich mit einigen Fingerspitzen auf der einen und wo möglich mit dem Daumen auf der andern Seite die Darmbeingräten fasse; sodann verfahre ich mit der hinten aufliegenden Hand drückend, mit der vordern drückend und hebend und drehe somit das Becken um seine Queraxe rückwärts. Gleichzeitig lege ich meinen vorgebeugten Kopf an Hinterkopf und Nacken des Patienten, um ihn bei der Aufrichtung des Beckens vor zu starker Rückbeugung des Rumpfes zu schützen. Diese ihm gegebene Stellung hat Patient zu fixiren, worauf die Hände entfernt werden.

Bei grössern Patienten ist der Bauch zu breit, als dass man beide Darmbeingräten gleichzeitig mit einer Hand erreichen könnte; dann fasst man die eine mit den Fingern oder mit dem Ballen der Hand und wirkt auf die andere nöthigenfalls mit dem Vorderarm. —

Man kann diese Aufrichtung des Beckens auch in der Weise ausführen, dass man von hinten oder vorn mit beiden Händen beide Seiten des Beckens umfasst und dasselbe in der gewünschten Richtung dreht; dann braucht man aber zum Fixiren des Oberkörpers entweder eine dritte Person, oder man verliert, wenn man das durch Anstemmen des Kopfes von hinten selbst bewerkstelligt, in den Armen zu viel an Kraft. Die Patienten selbst können es gewöhnlich auch nicht, ohne gleichzeitig das Becken in der Beughalte zu fixiren und so die Aufrichtung desselben zu hindern.

Bei Lordose über oder unter einer kyphotischen Winkelung (S. 2) ist häufig durch das Richten eine bessere Stellung nicht zu erzielen. Wo es aber möglich ist, da verfährt man in der Weise, dass man, zur Seite des Patienten stehend, vorn mit der flachen Hand auf die der Lordose entsprechende Stelle drückt und hinten durch die gleichsam eine Brücke bildende andere Hand, den möglichst gespreizten Daumen oben, die Spitzen des 3. und 4. Fingers unten anstemmend, den Körper fixirt. Wo dies wegen zu grosser Entfernung beider zu fixirenden Punkte von einander nicht möglich ist, da fixirt man blos das Kreuzbein mit der Hand, den Gipfel des Spitzbuckels aber durch den mit der Schläfengegend angedrückten Kopf.

Zur allmäligen Beseitigung der Rückverbiegung der ganzen Wirbelsäule (S. 2) genügt es, das Kind recht oft in der Paradestellung zu üben, nöthigenfalls mit einiger Nachhilfe beim Zurücknehmen der Schultern.

Bei Rückverbiegung der Lendenwirbel (S. 3) ist der Patient in derselben Weise zu richten, wie es oben (S. 61) für die aus derselben entspringende Lordose der Brustwirbel angegeben ist.

Bei Rückverbiegung des Nackens (S. 3) besteht das Richten aus 2 Theilen. Zunächst bringt man die Schultern zurück in der auf S. 61 angegebenen Weise und lässt sie durch den Patienten festhalten; sodann stellt man sich seitlich und schiebt den Kopf, ohne ihn sehr zu heben, mit der leicht an das Kinn gelegten Hand zurück, während die quer über beide Schulterblätter gelegte andere Hand den Rücken fixirt. Das Vorschieben des Bauches, wozu die Kinder dabei sehr geneigt sind, kann man leicht mit dem vorgeschobenen Knie hindern.

Sehr oft findet man Kinder, welche, während man ihren Kopf zurückschiebt, die Schultern wieder vorsinken lassen, und den Kopf wieder vorschieben, wenn man die Schultern zurücknimmt. Dann lässt man entweder durch einen Dritten den vorher zurückgeschobenen Kopf mit den seitlich angelegten Händen fixiren, während man selbst die Schultern wieder zurückzieht, oder man fixirt ihn selbst durch die an die Unterkinnlade angelegten Zeigefinger beider Hände, während die übrigen Finger an den Schultern ihr Werk verrichten.

Die auf S. 4 und 5 beschriebenen ersten Spuren oder Vorläufer der seitlichen Rückgratsverkrümmung durch Richten auszugleichen, bedarf es keiner speciellen Anweisung. Meist kann das Kind selbst sich gerade richten; man hat ihm nur zu sagen, welche Schulter es ab- oder rückwärts, welche Seite es einzuziehen hat, und kann ihm vielleicht durch wiederholte leise Berührung der betreffenden Stelle mit der Fingerspitze die Ausführung erleichtern. Wo das nicht genügt und durch einen wirklichen Druck der Hand das Zurechtschieben bewirkt werden muss, da benutze man immer die Hohlhand oder den Ballen des Daumens oder Kleinfingers dazu, nie die Fingerspitzen, und vergesse ausserdem nicht, wenn man nicht ohnehin beide Hände gleichzeitig braucht, während der Thätigkeit der einen Hand den Körper durch die an der andern Hüfte oder Schulter angelegte andere Hand zu fixiren.

Wenn man die eine Schulter eines Kindes niederdrückt, so neigt es sich oft mit dem ganzen Oberkörper auf die Seite, anstatt nur den Schultergürtel einseitig herabzuziehen. Dies lässt sich durch Einübung des Kindes und dadurch vermeiden, dass man mit der auf der z. B. rechten Schulter liegenden rechten Hand nicht nur abwärts, sondern auch nach links schiebt, während die linke Hand den Thorax links unten fixirt. — Oder das Kind giebt dem Druck auf die Schulter durch Neigen des Beckens und Vorschieben des Bauchs nach. Das ist leicht durch Ermahnung und Gewöhnung zu beseitigen.

Für das Richten der seitlichen Rückgratsverkrümmungen lassen sich zunächst einige allgemeine Regeln geben. Ich habe hierbei immer nur das therapeutische Richten im Auge, nicht dasjenige, welches zur augenblicklichen Verbesserung schlechter Haltung beim Sitzen, Gehen, Stehen vorgenommen wird und in das Gebiet der causalen Behandlung fällt.

Wer gerichtet werden soll, muss frei, mit geschlossenen Füssen, gestreckten Knieen und aufgerichtetem Kopf, übrigens aber in der ersten Zeit ganz zwanglos stehen; nur der Geübte hat sich selbst so gut zu richten als er es vermag, und von der fremden Hand nur Controle und Nachhilfe zu empfangen; der Ungeübte dagegen würde durch seine Richtungsbemühungen die Thätigkeit des Richtenden nur erschweren. Der erste Griff wird in der Regel nach den Schultern geschehen müssen, nicht nur weil sie meist vorhängen, sondern auch, weil — wenigstens nach meiner Erfahrung — bei zurückgezogenen Schultern das Richten weniger Widerstand findet, wahrscheinlich weil der Patient dann seine Aufmerksamkeit nur auf die Schultern richtet und andere Muskelanspannung unterlässt. Wenn Patient dabei zugleich das Becken mehr neigt und den Bauch etwas vorschiebt, so lasse man ihn dabei und beseitige vorkommenden Falls nur das Uebermass. In den Fällen, wo die obere Hand des Richtenden nicht nur eine Schulter nieder- und eine Rückenwölbung hineinzudrücken, sondern auch den nach der Seite der Wölbung verschobenen Oberkörper nach der entgegengesetzten Seite zurückzuschieben hat, lässt Patient, während Letzteres geschieht, gewöhnlich den Kopf nicht mitgehen, weshalb dieser schliesslich nach der Seite, von welcher aus manipulirt wurde, hängt. Natürlich muss er aufgerichtet werden. Wo der Richtende gezwungen ist, dies zu thun — und dies ist der Fall bei den meisten Anfängern, welche, zum Aufrichten des Kopfes aufgefordert, ihn mehr wenden als heben — da vergesse er nicht, vor dem Erfassen des Kopfes die Schulter zu fixiren, nach welcher er geneigt ist, entweder mit der andern Hand oder, wenn er blos eine Hand frei hat, mit den mittlern Fingerspitzen, während der Daumen den Kopf fortschiebt. Bleibt die Schulter frei, so folgt sie dem Kopf und steht dann wieder zu hoch.

Bei Skoliosen höheren Grades ist auf der Seite der Rücken-Convexität gewöhnlich die Hüfte vorgeschoben, besonders wenn in den Lendenwirbeln eine Verkrümmung nach der entgegengesetzten Seite vorhanden ist. Diese spiralige Verdrehung wird durch das Richten noch vermehrt, wenn nichts gegen sie geschieht. Bei steifen Kindern, welche die einzelnen Körpertheile in der Bewegung nicht von einander zu isoliren verstehen, kann wirksame Hilfe nur durch die Hände eines Dritten geleistet werden, welche während des Richtens das Becken beiderseits fixiren.' Bei geschickten Skoliotischen kann sich der Richtende selbst helfen, entweder durch Vorschieben des gebeugten Knies vor die von vorn zu fixirende Seite, oder, wenn eine Hand frei ist, durch Zurückziehen der betreffenden Beckenseite, während die andere Hand Schulter und Rücken in der ihnen gegebenen Lage erhält. Kleinere Kinder stellt man, wenn durch das Richten zugleich eine starke Axendrehung bei ihnen ausgeglichen werden soll, am besten schräg zwischen die Kniee, um auf der Seite der Rückenconvexität das Becken seitlich und vorn, auf der andern Seite von aussen und hinten zu fixiren.

Mag das Richten nur auf einer oder auf beiden Seiten erforderlich sein, der Körper des zu Richtenden muss immer auf jeder Seite eine Hand zur Stütze finden, damit, wenn er beim Richten aus dem Gleichgewicht hinausgedrängt wird, dasselbe vom Patienten nicht durch Weitersetzen der Füsse wiederhergestellt zu werden braucht; vielmehr muss Patient sich gewöhnen, unter keinen Umständen seinen Standort zu verlassen, weil er sonst sofort seine verbesserte Haltung verliert. Darum aber soll man die Hände auch nicht eher vom Patienten entfernen, als bis man seines völligen Gleichgewichts sicher ist, und überhaupt dabei immer ganz langsam und allmälig verfahren, damit Patient Zeit finde, den fremden Druck durch eigne Muskelkraft zu ersetzen.

In der Regel steht man gerade oder seitwärts hinter dem zu Richtenden; nur hinter kleinere Kinder, oder wenn man zugleich das Becken hinten mit dem Vorderarme fixiren will (s. unten S. 69), setzt man sich lieber, weil man sie dann mit den Knieen, zwischen welchen sie stehen, fixiren kann und beide Hände frei bekommt.

Bei linkseitiger Totalskoliose (S. 6) fassen die vier letzten Finger der linken Hand die linke Schulter, der möglichst gespreizte und gestreckte Daumen legt sich an den Rücken ausserhalb der Schulterblattspitze und übt hier einen Druck aus, während die andern Finger die Schulter fixiren und etwas zurückziehen. Gleichzeitig schiebt die ganze Hand den Oberkörper etwas nach rechts. Die rechte Hand übt an der rechten Hüfte einen Gegendruck aus. Ist bei dieser Manipulation die rechte Schulter zu weit in die Höhe gegangen, so ist sie durch Patient selbst oder durch die von der Hüfte heraufgebrachte rechte Hand des Richtenden bis auf die Höhe der linken Schulter hinab und zugleich etwas rückwärts zu drücken, bevor die linke Hand von Schulter und Rücken entfernt wird.

Zu dem hier für die linke Hand empfohlenen Handgriff, der beim Richten der Skoliosen sehr oft wiederkehrt, ist einige Gelenkigkeit der Hand erforderlich; der Daumen muss so weit gespreizt und gestreckt werden können, bis sein Nagelglied der verlängerten Axe des Zeigefingers parallel läuft. Wer aber den Daumen — wie man es oft findet — blos rechtwinklig zum Zeigefinger stellen kann, wird gewöhnlich den richtigen Punkt am Rücken nicht erreichen und nebenbei dem Patienten leicht Schmerz machen, weil er denselben dann mit der Spitze des Daumens, nicht mit der Fläche des vordern Daumengliedes drückt. Ein Solcher thut besser, sich der Vorderfläche des Patienten gegenüber zu stellen, den Daumen der rechten Hand über dessen linke Schulter und die Vorderenden der andern Finger an den Rücken behufs des Richtens zu legen. Man kann aber auf diese Weise nicht so viel Kraft ausüben.

Bei der obern Rücken- und der Nacken-Skoliose (S. 8) wird der Daumen der Hand, die auf der höheren Schulter liegt, nicht unten, sondern in der Gegend des obern Schulterblattwinkels angestemmt und der Druck der übrigen Finger nicht nur rück- und einwärts, sondern auch abwärts gerichtet.

Die untere seitliche einfache Rückgratsverkrümmung (S. 7) gestattet es der Entfernung wegen nicht, dass die richtende Hand zugleich die Schulter fixire; man fasst daher mit der freien Hand die Schulter der anderen Seite, stützt mit dem vorgesetzten und im Knie gebeugten Bein die Seite des zu Richtenden unten, und kann nun mit der in der Gegend der untern Rippen auf die hohe Seite gelegten Hand, deren Finger sämmtlich nach vorn gerichtet sein müssen, einen reponirenden Druck ausüben.

Die hierbei empfohlene doppelte Fixirung ist nothwendig; bleibt die Schulter frei, so wird nicht die dislocirte Stelle reponirt, sondern der ganze Thorax auf die Seite geneigt; wird dagegen das Becken, sei es direct oder vom Oberschenkel aus, seitlich nicht gestützt, so wird es mit verschoben.

Gegen eine alte und hochgradige untere Skoliose aber lässt sich auf die angegebene Weise nichts ausrichten; in solchem Falle fixirt man das Becken des Patienten durch den seitlich an dasselbe gestemmten vordern Rand des eignen Beckens, umfasst mit den vorn und hinten um den Patienten herumgreifenden beiden Händen die gewölbte Seite und zieht sie kräftig nach sich heran und herauf; dann erst nimmt man, ohne den Patienten los zu lassen und indem man die fixirende Hüfte durch das Knie ersetzt, die oben angegebene Stellung ein und egalisirt mit der einen, nun frei werdenden Hand die Schultern.

Die Combination der rechtseitigen Rücken- mit der linkseitigen Lendenskoliose (S. 9) ist die häufigste unter den ausgeprägten Formen; das Richten derselben ist daher die relativ häufigste Aufgabe des Orthopäden. Man hat dabei nur die bisher angegebenen Methoden zu verbinden. Vier Finger der rechten Hand legen sich auf die rechte Schulter, der rechte Daumen stemmt sich auf die Wölbung der Rippen, die linke Hand legt sich flach in die linke Seite über dem Hüftkamm, und während nun die Finger der rechten Hand die Schulter vorn fixiren und der Daumen die Wölbung hineindrückt, schiebt zugleich die rechte Hand die

Schulter etwas abwärts und nach links, die linke Hand die von ihr bedeckte Partie nach rechts. Zuletzt muss in den meisten Fällen auch noch die linke Schulter des Skoliotischen ein wenig rück- und abwärts geführt werden.

Der im derartigen Richten nicht Geübte achte dabei auf seine Finger. Dieselben dürfen nie krallenartig sich beugen und schmerzhaft drücken, sondern müssen immer flach, mit der Volarfläche, nicht der Spitze, aufliegen.

Der Aufsatzpunkt des rechten Daumens wechselt nach den Fällen und muss mit dem Punkt der höchsten Wölbung der Rippen zusammentreffen. Meist kommt der Daumen ausser- und unterhalb der Schulterblattspitze aufzuliegen; doch kann es vorkommen, dass er weiter unten oder oben, oder auch weiter aussen seinen Angriffspunkt suchen muss. Im letztern Falle hat sich der Richtende mehr rechts hinter, als gerade hinter den Patienten zu stellen.

Die linke Hand wird bald mit dem Ulnarrande oder Kleinfingerballen, bald mit der Handfläche, bald mehr mit dem Radialrande oder dem Ballen des Daumens ihren Druck auszuüben haben. Ragt die Lendenskoliose stark nach hinten vor, so muss die linke Hand mit den Fingerspitzen den linken vordern obern Darmbeinstachel fassen und so die linke Beckenhälfte von vorn fixiren, damit der Ballen des Daumens stark auf die skoliotische Wölbung drücken kann.

Schiebt sich durch die Manipulation der linken Hand das Becken nach rechts, so ist es durch das vorgeschobene Knie des Richtenden rechts zu fixiren.

Ist mit der rechtseitigen Rücken- und linkseitigen Lendenskoliose auch eine linkseitige Nackenskoliose (S. 11) verbunden, so ist nach dem eben geschilderten Verfahren noch die linke Schulter zurechtzuschieben. Während die rechte Hand ihren Platz behält, geht die linke Hand von der linken untern Seite auf die linke Schulter und legt sich hier so an, wie die rechte auf der rechten Schulter liegt, nur dass der linke Daumen nicht neben der Spitze, sondern in der Gegend des innern Endes der Gräte des Schulterblattes aufgesetzt wird. Die richtende Bewegung ist dieselbe wie die der rechten Hand, ungefähr die eines zweiarmigen Hebels, dessen Drehpunkt in der Gegend des Gelenks zwischen Zeigefinger und Mittelhand liegt. — Ist auf diese Weise die linke Schulterhöhe und die linke Nackengegend regulirt, so nimmt häufig noch der Kopf die Aufmerksamkeit in Anspruch. Gewöhnlich zeigt er bei linkseitiger Nackenskoliose nicht sowohl eine Neigung, wie sie oben geschildert wurde, als vielmehr eine Verschiebung nach rechts, an welcher auch der Hals theilnimmt. Daher genügt nicht ein Heben, sondern bedarf es eines Schiebens desselben nach links, so dass seine Queraxe unverändert wagrecht bleibt, die senkrechte Axe aber nach links rückt. Zu diesem Behufe legen sich beide Hände vor den Ohren in der Weise an den Kopf des Patienten an, dass die Handwurzel an den Unterkiefer, die Finger an die

Schläfe zu liegen kommen. Dann drückt die rechte Hand mit dem obern Rande des Handtellers den Kopf nach links, während die links etwas hohl liegende Hand durch Anlegen der Handwurzel an die Unterkinnlade und der Fingerspitzen an die Schläfe eine Neigung des Kopfes nach links verhindert. Die Theilnahme der Schultern an dieser passiven Bewegung des Kopfes kann sehr leicht durch die auf ihnen aufliegenden Vorderarme vermieden werden. — Nach dieser Regulirung der linken Schulter und des Kopfes ist es gerathen, den ersten Act des Richtens kurz zu wiederholen.

Ist neben der rechtseitigen Rückencurvatur keine linkseitige Lenden-, sondern nur eine linkseitige Nackenverkrümmung vorhanden, so kommt beim Beginn des Richtens die linke Hand nicht über, sondern auf die linke Hüfte zu liegen.

Der Uebergang der Skoliose aus dem zweiten in den dritten Grad kann sich in zweierlei Weise vollziehen, und danach sind auch die Regeln für das Richten verschieden zu geben. Entweder nimmt zunächst mehr die Starrheit oder mehr die Dislocation zu. Eine starre Verbiegung muss von der entgegengesetzten Seite aus mit beiden auf einander gelegten Händen in Angriff genommen werden; sodann lässt man nur eine Hand aufgedrückt, während die andre die Schultern regulirt (vgl. oben S. 66). Auch bei mehrfacher Skoliose ist es in der Regel nur eine Hauptcurvatur, welche dieser Methode bedarf; nach Ausführung derselben verfährt man in der gewöhnlichen Weise weiter, als wenn man nun erst die Procedur zu beginnen hätte; aber ohne beim Uebergang in die andre Stellung das Object des Vorläuferverfahrens frei zu lassen.

Eine Verkrümmung kann aber auch die Form der Skoliose dritten Grades angenommen haben, z. B. einen Buckel bilden, in welchem die untere linkseitige Verkrümmung, wenn eine solche vorhanden war, aufgegangen ist — und doch noch eine leidliche Beweglichkeit zeigen. Dann ist das Verfahren ähnlich, wie bei der linkseitigen Totalskoliose (S. 65) geschildert wurde, doch mit einigen Veränderungen. Man stellt sich hinter dem Patienten auf die Seite der Skoliose, z. B. die rechte, legt die rechte Hand mit abwärts gespreiztem Daumen auf die rechte Schulter, die linke Hand aber nicht an die linke Hüfte, sondern von hinten aus links herumgreifend mit den Fingern vorn unter die linke Brust, die Stelle der Vorwölbung der Rippen, und drückt diese nach hinten, während die rechte Hand die Rückenwölbung vor- und den ganzen

Thorax nach links schiebt. Die Verschiebung des ganzen Körpers durch diesen Seitendruck an der Schulter nach links, so wie die Rückwärtsdrehung der linken Beckenhälfte durch den vorderen Druck auf die untern Rippen, zu verhindern ist die Aufgabe des linken Vorderarms, welcher deshalb an der linken hintern Beckenfläche schräg aufwärts nach dem linken Hüftkamme zu aufzuliegen hat. Bei nicht grossen Individuen kann zugleich noch der linke Daumen nützlich beschäftigt werden, indem man ihn nahe der Achselhöhle an den äussern Rand des Schulterblatts anstemmt und dieses in seiner Höhe erhält.

β. Drücken.

Durch das Drücken sollen die zur Seite gerückten und gedrehten Wirbel momentan in ihre normale Lage und Stellung zurückgeführt oder derselben doch genähert werden. Als Angriffspunkt der Kraft dienen dabei die Rippen. Diese Manipulation hat den Zweck: 1) Dehnung der Weichtheile auf der hohlen Seite; 2) eine momentane Compression der höheren Seite der Wirbelkörper zu bewirken und dabei 3) die Wirbel in ihre normale Stellung zurück zu schieben und zu drehen. Hinzufügen will ich noch, dass mir die Möglichkeit nicht unbedingt ausgeschlossen erscheint, die Rippen könnten durch den häufigen Druck auf ihre abnorm vermehrte Wölbung mit der Zeit eine, wenn auch geringe, dauernde Abplattung daselbst erleiden.

Zu 1. Erfahrungsgemäss zeigen solche Muskeln und Bänder, welche längere Zeit ohne Unterbrechung in verkürztem Zustande verharrt haben, mit der Zeit eine wirkliche Verkürzung ihres Gewebes, eine Contraktur, welche die Rückführung der durch die bezeichneten Weichtheile verbundenen, einander abnorm genäherten Punkte des Knochengerüsts auf ihr normales Mass der Entfernung von einander nicht gestattet. Die Therapie verlangt eine Beseitigung dieses Hindernisses. Nachdem der Muskel- und Sehnenschnitt bei der Skoliose sich als nicht nur nutzlos, sondern sogar schädlich erwiesen hat, indem davon meist sich normal verhaltende Muskeln getroffen wurden, die eigentlich in Frage kommenden Theile aber am Lebenden für das Messer unerreichbar sind, so hielt ich es für angezeigt, die Nachgiebigkeit dieser Theile auf dem Wege der häufig wiederholten Dehnung zu erstreben. Und wenn sich hierzu auch eine grosse Menge gymnastischer Uebungen und in mehrfacher Weise die Kraft von Bandagen oder Stahlfedern verwenden lässt, wie in späteren Abschnitten gezeigt werden wird, so meine ich doch, diese Dehnung könne einerseits nicht oft genug geschehen und erfolge andrerseits bei den Uebungen und mechanischen Vorrichtungen nicht mit der Kraft, welche bei direktem Druck mit der Hand sich anwenden lässt und in ihrem Effekt noch gesteigert werden kann durch Verbindung dieses Druckes mit zweckmässiger Haltung des Körpers. Nach längeren Versuchen in dieser Richtung bin ich schliesslich bei den Methoden stehen geblieben, wie sie unten beschrieben werden sollen.

Zu 2. Wie bereits oben (S. 33) gezeigt worden, ist bei jeder nicht ganz geringen und nicht ganz frischen Skoliose die Wirbelsäule auf der concaven Seite der Verkrümmung niedriger als auf der convexen, indem die Bandscheiben und die Wirbelkörper selbst eine Abplattung erlitten haben. Dieselbe ist eine Folge des Drucks der von der Wirbelsäule getragenen Körpertheile. Dieser Belastungs-Druck findet natürlich nur in der Richtung der Schwerlinie statt und trifft die von derselben abgewendeten Theile der Wirbelsäule nicht. Vielmehr werden diese gedehnt, da der belastete Bogen, den die Wirbelsäule bildet, sich immer mehr zu krümmen strebt und hierin nur durch die festen, aber doch allmälig dehnbaren Zwischen- und Seitenbänder der Wirbelsäule beschränkt wird. Eine allmälige Rückbildung dieser keilförmigen Verbildung kann durch Umkehrung dieses abnormen Verhältnisses bewirkt werden; die höhere Seite der Wirbelkörper muss in die Schwerlinie gebracht und die niedrigere Seite daraus entfernt werden. So viel als möglich geschieht dies für die Dauer durch mechanische Vorrichtungen; es wird aber der Rück- bez. Anbildungsprocess beschleunigt werden, wenn der Druck auf die hohe Seite der Wirbel zeitweise auf möglichste Höhe gesteigert wird.

Was endlich die Rückbildung der Misform der Rippen betrifft, so sprechen mehrfache Erfahrungen dafür, dass durch häufig wiederholten Druck auf die Form von knöchernen Gebilden eingewirkt werden kann. Es soll daher die Möglichkeit nicht von vornherein ausgeschlossen werden, dass auf diese Weise auch die starke Biegung der Rippen in etwas vermindert werden könne, so weit es die veränderte Richtung des Rippenhalses zulässt.

Drücken im Streckhang. Patient hängt mit den Händen frei an einem festen Gegenstande, einer Leitersprosse oder einer Reckstange, so hoch, dass sein Rücken ungefähr der Brust des Drückenden gegenüber ist. Dieser legt auf die höchste Stelle der seitlichen Rückenwölbung den Ballen der gleichnamigen Hand, während die Finger nach vorn und oben gerichtet an der Brustwand leicht aufruhen. Nur bei unterer Skoliose liegt diese Hand nicht schräg, sondern quer, und bei sehr hoher Skoliose lässt man die Finger nicht unter der Achsel, sondern auf der Schulter ruhen, richtet die Hand also gerade aufwärts. — In manchen Fällen sind die Rippenbogen beinahe zu Winkeln gesteigert; die Reihe derselben bildet dann eine ziemlich weit aussen, oft senkrecht unter dem hintern Ende der Achselhöhle verlaufende Kante. Wo sich diese Form vorfindet, ist man genöthigt die Finger auf- und einwärts zu richten, um jene Kante in dem Hohlraum zwischen dem oberen Ende des Daumenballens und dem des Kleinfingerballens fest fassen zu können.

Hat man blos eine einzige Stelle zu drücken, so kann man die andre Hand zur Fixirung oder auch zum Gegendruck vorn auf der andern Seite verwenden; blos zur Fixirung bei der untern Skoliose, indem man das Becken umfasst und dessen eine Seite mit der Ellbeuge, die andre Seite mit der Hohlhand fasst. Fixirung und Gegendruck zugleich hingegen ist erforderlich bei höher befindlichen Skoliosen. Die Fixirung bewirkt man dann blos mit dem Arm, den man mit der Gegend des Ellbogengelenks an das Becken anlegt; der Ballen der Hand dagegen kommt an die untern Rippen zu liegen unmittelbar unter der Brust, und zwar auf der linken Seite, wenn hinten die rechte gedrückt wird. Hier übt die Hand einen mit der Thätigkeit der andern Hand gleichzeitigen Druck aus, während die Finger in der Gegend des Brustbeins, nöthigenfalls der Daumen von den übrigen getrennt nach der Achselhöhle zu gerichtet, locker aufliegen.

Bei der häufigen Form einer mittlern oder obern rechtseitigen und einer gleichzeitigen untern linkseitigen, oder der seltnen mit umgekehrten Verhältnissen ist der Rücken an zwei Stellen zugleich zu drücken. Während dann z. B. die rechte Hand mit ihrer Wurzel in der Gegend ausser- und unterhalb der rechten Schulterblattspitze anliegt, umfasst die linke Hand, die Finger nach vorn und wenig aufwärts gerichtet, die linke untere Erhöhung. Während dann beide Hände einen je nach dem Widerstande, den sie finden, mehr oder weniger kräftigen Druck gleichzeitig ausüben, muss ein Bein des Drückenden die Aufgabe übernehmen, dem Körper unten einigen Halt zu geben, indem es, und zwar wenn oben rechts, unten links gedrückt wird, das rechte, sich um die im Knie gestreckt zu haltenden Beine des Patienten vorn herumschlägt und sie nach hinten drückt. Bei flachem Thorax kann die mit der untern Skoliose beschäftigte Hand, während sie mit dem Daumenballen hinten auf die skoliotische Erhöhung drückt, gleichzeitig auch eine andre Aufgabe erfüllen, indem sie mit den Fingerspitzen vorn einen Druck auf die vorgewölbten untern Rippen ausübt.

Eine untere Fixirung des Körpers ist hierbei deshalb nothwendig, weil derselbe nur oben, an den Händen, fest-, unten aber frei beweglich hängt. Würde ihm nun nicht auch unten ein zweiter Stützpunkt gegeben, so würde der Druck nicht blos auf die gewölbten Gegenden des Thorax wirken, sondern den ganzen Körper vor- und seitwärts schieben.

Drücken im Hochbrusthang. Dieser Name, eine Zusammenziehung von Schreber's „Brusthang mit Hochgriff“ (vgl. dessen Kinesiatrik, Leipzig 1852, Fig. 137), bezeichnet eine Haltung oder „Halte“, bei welcher der Betreffende eine Sprosse der Schrägleiter etwas über Reichhöhe umfasst hält, mit beiden Fussspitzen so tief als möglich sich an einer andern Sprosse anklammert und so, mit einiger Unterstützung der Schulter-, Rücken-

und Gesässmuskeln, den möglichst gestreckten Körper an die untere Seite der Leiter angedrückt erhält. Das Drücken geschieht hierbei entweder einseitig, mit Fixirung des Beckens und Gegendruck vorn auf die Rippen der andern Seite mit dem Ellbogen, bez. den Fingern oder dem Ballen der andern Hand, — oder bei zwei- oder dreifacher Skoliose mit beiden Händen; bei der dreifachen an den beiden Stellen, die es am nöthigsten brauchen. Ist eine dieser Stellen die Seite des Nackens, so umfasst die betreffende Hand die Schulter von oben; der Druck selbst erfolgt, wie gewöhnlich, mit dem Ballen der Handwurzel, d. h. mit den hinteren Enden des Daumen- und Kleinfingerballens, oder blos mit dem Daumenballen.

Steht, z. B. bei einem Patienten mit rechtseitiger Skoliose, die linke Schulter desselben wesentlich tiefer, so fasst er die Sprosse nur mit der linken Hand in Ristgriff (Daumen nach innen gerichtet), während die rechte Hand den rechten Holm der Leiter umfasst (Speichgriff, Daumen oben) und zwar so, dass der Zeigefinger in der Höhe der von der linken Hand umfassten Sprosse, die ganze Hand also etwas tiefer liegt, als die linke.

Drücken im Reitsitz. Patient sitzt auf einem langen, schmalen Polstergestell mit seitlichen Fussbretern, dem „Divan" der schwedischen Gymnastiker, statt dessen im Nothfall auf einer Bank, nahe am Ende und demselben das Gesicht zuwendend, im Reitsitz, d. h. mit gegrätschten Oberschenkeln und seitlich an den Sitz angedrückten Knieen. Vor ihm steht eine zum Fixiren des Patienten bestimmte Person, hinter ihm sitzt, ebenfalls im Reitsitz, der, welcher das Geschäft des Drückens über hat, mit der Innenseite seiner Oberschenkel das Becken des Patienten von dessen Trochanteren aus fixirend. In der Regel fixirt der Gehilfe das Becken mit beiden Händen, indem er es auf der Seite, auf welcher hinten gedrückt werden soll, vorn mit dem an den vordern obern Darmbeinstachel angedrückten Daumenballen, auf der andern Seite aber hinten mit den Fingern festhält. Ist bei einer zusammengesetzten Skoliose die untere Krümmung zu drücken und auf der andern Seite, z. B. der rechten, die Schulter wesentlich höher, so fixirt der Gehilfe nur den linken Darmbeinstachel mit seiner rechten Hand, während die linke unter dem rechten Arm des Patienten hindurchgehend von hinten herauf dessen rechte Schulter fasst, niederhält und mit dem Handwurzelballen die skoliotische Wölbung in der Gegend der Schulterblattspitze drückt. — In beiden Fällen übt der hinter dem Patienten Sitzende mit seiner z. B. linken Hand den Druck auf die linke untere Skoliose aus, während die rechte, unter dem rechten Arm des Patienten vorn herum geführte Hand die linke Schulter desselben fixirt und der rechte Vorderarm die rechten untern Rippen nach hinten drückt.

Bei einer einfachen mittlern Skoliose ist Fixirung und Verfahren genau dasselbe wie bei einer einfachen untern, mit Ausnahme des veränderten Platzes der drückenden Hand und nöthigenfalls Vertauschung der Seiten. Ist aber z. B. neben einer rechtseitigen Dorsalskoliose, die gedrückt werden soll, eine linkseitige Lumbalskoliose vorhanden, so fixirt der Gehilfe den linken Darmbeinstachel des Patienten mit dem rechten Ellbogen, während die Finger die untere Wölbung hinten umfassen und drücken. Dann hält der Drückende seinen zum Fixiren der rechten Schulter unter dem linken Arm des Patienten herumgelegten Arm etwas höher, so dass der Vorderarm wenig ansteigend unter dem linken Schlüsselbein des Patienten liegt.

Beim Fixiren des Patienten hat der Gehilfe darauf zu sehen, dass der Daumen neben den andern Fingern nach hinten gerichtet liege, nicht etwa sich abspreize und auf die weichen Bauchdecken einen Druck ausübe.

Das Drücken in Bogenstemmhang geschieht wiederum an der Schrägleiter. Patient umfasst mit den Händen, ungefähr in Kopfhöhe des Drückenden, von unten eine Sprosse der Schrägleiter, setzt die Füsse auf eine um so viel tiefere Sprosse, als der Rumpf lang ist, streckt die Kniee, hält die Arme gestreckt und stemmt sich ein wenig in die Höhe, bis der hinter ihm Stehende seine Hände applicirt hat, und lässt sich endlich so weit sinken, bis die Beine horizontal stehen. Die Arme sollen dann auch wagrecht oder nach den Händen zu ein wenig aufwärts gerichtet sein. Das Drücken erfolgt entweder mit beiden Händen, einerseits ausser- und unterhalb des Schulterblatts, andrerseits am untern Ende des Thorax (auf eine obere Skoliose lässt sich bei dieser Halte nicht wirken) — oder mit einer Hand, wobei der andere Arm entweder das Becken umfasst und beiderseits fixirt, oder wenn der Sitz der Skoliose höher ist, mit dem Handballen vorn unter der Brust auf die Rippen der andern Seite drückt und gleichzeitig mit dem Ellbogen den Hüftkamm fixirt (vgl. über beide Modalitäten das Drücken im Streckhang). Ist eine dreifache Skoliose vorhanden, also z. B. die linke Schulter höher, so kann man, während beide Hände anderswo ihre Aufgabe erfüllen, gleichzeitig mit dem Kinn oder dem Oberkiefer auf diese Schulter sich auflegen, nicht sowohl um einen Druck auszuüben, als vielmehr um dieselbe zu fixiren oder um den Patienten zum Herabziehen derselben zu veranlassen. Ausserdem ist derselbe nöthigenfalls an aufrechte Haltung des Kopfes zu erinnern.

Den Körper anfangs etwas emporstemmen zu lassen, empfehle ich deshalb, weil in dieser Stellung der Thorax nachgiebiger ist. Haben aber die Rippen einmal nachgegeben, so lassen sie sich, während Patient den Rumpf etwas sinken lässt, mit einiger Steigerung des Drucks zurückhalten. Im Nothfall kann man sich die Arbeit dadurch erleichtern, dass man den Abstand zwischen Händen und Füssen des Patienten etwas vermehrt. Bei zu grosser Distanz aber würde die Stemmkraft vermindert und somit die Fixirung der beiden Enden des Thorax eine mangelhafte werden.

Patient hat Arme und Beine gestreckt und sich in gleicher Höhe zu erhalten, aber weder emporzustreben noch sich ganz sinken zu lassen. Uebrigens soll er ruhig athmen und in keiner Weise pressen, weil damit alle Nachgiebigkeit aufhört. Andrerseits ist wieder die zu grosse freiwillige Nachgiebigkeit des Patienten zu vermeiden, die sich in Emporheben der der gedrückten Rückenseite entsprechenden Beckenhälfte äussert.

Steht die Schulter auf der Seite der Dorsalskoliose wesentlich höher als die andre, so lässt man die der höhern Schulter entsprechende Hand die Sprosse in Kammgriff fassen (Daumen aussen, die Finger bei Vorgriff, also im vorliegenden Falle, aufwärts gerichtet).

Bei ganz leichten Skoliosen ist das Drücken im Bogenstemmhang gewöhnlich die einzige Form, die ich anwende; in allen nicht ganz geringen Fällen kommen mehrere Formen nach einander, mit kurzen Zwischenpausen, zur Verwendung, und zwar bis zu den beweglicheren Formen des zweiten Grades Drücken im Streckhang und im Bogenstemmhang, in allen weiter entwickelten Fällen und ohne Ausnahme bei Scol. dorsalis verbunden mit Scol. cervicalis ohne gleichzeitiges Vorhandensein von Scol. lumbalis oder dorsalis inferior drücke ich in Streckhang und Hochbrusthang. Das Drücken im Reitsitz kommt als drittes noch hinzu bei starker seitlicher Verschiebung oder auffallender Resistenz.

Jedes Drücken muss allmälig an Intensität zunehmen, meist bis zur Grenze des Vermögens, um dann eben so allmälig wieder abzunehmen. Schmerz dabei ist zuweilen in den ersten 8–14 Tagen der Kur nicht zu vermeiden, darf aber nachher nicht vorkommen.

Zum richtigen Drücken gehört eine ziemliche Beweglichkeit des Handgelenks in der Art, dass die Dorsalflexion bis zum rechten Winkel möglich ist, denn der Druck soll immer mit dem Ballen geschehen.

Der Ungeübte wird, wie vom Richten im Daumen, so vom Drücken im Hand-, Ellbogen- und Schultergelenk zeitweise Schmerzen bekommen, die aber auch ohne Unterbrechung dieser Thätigkeit allmälig verschwinden.

Das Drücken im Streckhang und im Reitsitz lasse ich drei Mal auf einander folgen, ohne die Hände abzunehmen; im Bogenstemm- und Hochbrusthang dagegen lasse ich den Druck eine kurze Zeit in gleicher Stärke andauern, ohne ihn danach zu wiederholen. Sobald aber bei Bogenstemmhang der Druck nachlässt, muss Patient die Kniee krümmen und alles Stemmen unterlassen.

Im Streckhang wird das Drücken erleichtert durch die dehnende Wirkung der Körperschwere des Patienten, erschwert durch die geringe Fixirung des Patienten und, wenn zwei Stellen zugleich zu drücken sind, durch den Stand des Drückenden auf einem Fuss, wohl auch gar auf einer Fussspitze. — Bei Hochbrusthang wird die Streckung in geringerem Grade als bei Streckhang durch die Körperschwere bewirkt, kann aber unterstützt werden durch die Muskelthätigkeit des Patienten. — Bei Bogenstemmhang erfolgt die Rumpfvorbeugung in kräftigster Weise, weil viel mehr von der Körperschwere unterstützt als bei Vorbeugung im Stand. Wo überhaupt noch eine momentane Ausgleichung oder wesentliche Verringerung des Formfehlers durch die Vorbeughalte möglich ist (vgl. S. 20), da erfolgt sie bei Bogenstemmhang gewiss. Der verstärkte Druck aber, den die Wirbelkörper dabei erleiden, kann gleichzeitig selbst therapeutisch verwerthet werden, wenn man ihn auf die hohe Wirbelseite leitet und von der niedrigen entfernt. Das soll durch das Drücken geschehen. — Im Reitsitz endlich ist der Körper mehr fixirt als in jeder andern Weise. — So viel zur Erklärung der bei mir gebräuchlichen Auswahl und Combinirung der verschiedenen Formen des Drückens.

Eine fünfte Form hat eine ganz beschränkte Form der Anwendung, nämlich das Kopfdrücken seitwärts. Es ist nur eine verstärkte Weise des beim „Richten“ erwähnten Kopfzurechtschiebens. Wo die seitliche Neigung und Verschiebung des Kopfes, die mit der Nackenskoliose verbunden ist (S. 8), einen höheren Grad erreicht hat, begnüge ich mich nicht mit dem Richten des Kopfes im Stand, sondern füge eine ähnliche Manipulation im Reitsitz hinzu, wobei die Schultern durch einen Gehilfen von der Seite aus, nach welcher der Kopf geneigt ist, in der Weise fixirt werden, dass er die ihm nächste mit aufgelegter Hand niederhält, die andre mit der seitwärts den Ursprung des Deltamuskels umfassenden Hand nach sich heranzieht. Das Drücken des Kopfes erfolgt entweder in derselben Weise, wie sie oben auf S. 67 für das Richten empfohlen ist, oder mit der Abänderung, dass — bei nach rechts geneigtem und verschobenem Kopfe — das linke Handgelenk des Drückenden sich auf die erhöhte Seite des Nackens auflegt und diese zu derselben Zeit nieder- und nach rechts drückt, während die Hand sich in möglichster Dorsalflexion befindet und die an den linken Jochbogen oder die Schläfengegend gelegten Fingerspitzen den obern Theil des Kopfes gegen Neigung nach links fixiren.

Manche Patienten lernen recht schwer das richtige Verhalten beim Drücken. Sie weichen mit der gedrückten Seite aus, indem sie die Schulter herabziehen und die Hüfte heben oder vordrehen, oder sie halten den Athem an und blähen sich auf, wie manche Pferde beim Zuschnüren des Sattelgurtes, oder sie spannen irgend welche andere Muskeln an, z. B. die Schultermuskeln durch Emporziehen des Körpers im Streckhang. Man beseitigt diesen halb unbewussten Widerstand am leichtesten durch wiederholte Ermahnungen zu ruhigem, unverändert gleichmässigen Athemholen, im Streckhang und beim Richten im Stand auch durch Zurückdrücken der obern Bauchgegend oder der untern Rippen, wodurch die Kreuzbiegung flacher wird und die Rückenstreckmuskeln erschlaffen. — Wo das Drücken schon an sich viel Kraft erfordert, lässt man den Patienten tief einathmen und drückt dann während der Ausathmung.

2. Maschinen.

Zweifach ist die Aufgabe, welche die Maschinen in der Therapie der Skoliose zu erfüllen haben: sie sollen Verschlimmerung verhüten und die Heilung fördern.

Sobald die Ebene, in welcher die Krümmungen der Wirbelsäule sich befinden, nicht mehr mit der sagittalen Halbirungsebene des Körpers zusammenfällt, die Wirbelsäule also auch von der Schwerlinie nicht in der Mitte oder gar nicht mehr getroffen wird, steht eine weitere Zunahme der seitlichen Verkrümmung in Aussicht, denn durch den Druck der Körperlast muss der Bogen der Wirbelsäule allmälig kürzer und die innere Seite der Wirbelkörper niedriger werden. (Vgl. S. 33.) Um nun die Wirbelsäule von der schädlichen Belastung durch die oberen Körpertheile zu befreien, stehen drei Wege offen: entweder man suspendirt den Körper am oberen Ende, oder man lässt ihn die Horizontallage einnehmen, oder endlieh man giebt ihm äussere Stützen.

Wenn der Körper an seinem oberen Ende hängt, sei es am Kopf, an den Schultern, den Ellbogen oder den Händen, so ist nicht nur alle Belastung der Wirbelsäule von oben beseitigt, sondern es wird im Gegentheil eine Dehnung derselben durch die an ihr hängenden unteren Körpertheile bewirkt, also nicht nur ein verhütender, sondern ein heilender Einfluss ausgeübt. Dieses Verfahren aber kann, wenn die Suspendirung durch die eigene Muskelthätigkeit des Patienten bewirkt wird, nur auf ganz kurze Zeiträume zur Anwendung kommen und auch durch mechanische Vorrichtungen nicht für solche Dauer ermöglicht werden, dass man sich ausschliesslich auf dasselbe beschränken könnte.

Bei der wagrechten Lage des Körpers kommt die Belastung der Wirbelsäule eben so vollständig in Wegfall, wie beim Hang. Ist aufrechte, unterstützungslose Haltung vorhergegangen, so wird während des Liegens die Elasticität der Zwischenwirbelscheiben, deren Wirkung ja auch am normalen Körper messbar ist, eine geringe Streckung der Wirbelsäule bewirken; aber die dehnende Wirkung des Hanges wird hierbei nicht erreicht. Bei ununterbrochenem Liegen würde freilich eine Skoliose ganz gewiss nicht zunehmen, wahrscheinlich theilweise verschwinden; Körper und Geist aber würden dabei dergestalt leiden, dass sich zur Anwendung dieses Verfahrens hier, wo es nicht unbedingt erforderlich ist, gewiss Niemand entschliessen wird. Eben so wenig aber soll man sich die zeitweise Benutzung der Horizontallage bei Behandlung der

Skoliose versagen. Hierbei kann man die direkt therapeutische Eigenschaft, welche der blossen Horizontallage abgeht, durch mechanische Vorrichtungen hinzufügen.

Den Stützvorrichtungen liegt dasselbe Princip zu Grunde, wie der Suspendirung des Körpers: Uebertragung der sonst auf der Wirbelsäule ruhenden Last auf äussere Träger. Der Hang aber setzt eine äussere Befestigung dieser Träger voraus, so dass diese den Ortsveränderungen des Patienten gar nicht oder nur in eng begrenzter Weise folgen können; die Stützen dagegen lassen sich am Körper selbst anbringen und gestatten jede Ortsveränderung desselben. Als fester Stützpunkt dient hierbei das Becken, als obere Stemmpunkte meist die Achselhöhlen, bisweilen zugleich auch einzelne Stellen des Brustkorbes oder der Kopf. Eine Verbindung von Suspendirung und Stützung zeigt jene Vorrichtung, welche aus einem Kopfträger besteht, welcher wieder an einem über den Kopf emporragenden und am Becken befestigten Bügel aufgehängt ist. Die Vulnerabilität der Haut und die Beweglichkeit des Schultergürtels setzen der prophylaktischen und noch mehr der curativen Wirksamkeit der Stützvorrichtungen ziemlich enge Grenzen; man sucht daher zur Verstärkung dieser Wirksamkeit Apparate, welche auf die hervorgewölbten Stellen des Brustkorbes einen Druck auszuüben im Stande sind, mit den Stützvorrichtungen zu verbinden.

Ich würde die Grenzen meines Vorhabens weit überschreiten, wenn ich eine Beschreibung aller mir bekannt gewordenen Apparate, welche gegen die Skoliose verwendet werden oder worden sind, hier versuchen wollte. Ich beabsichtige mit dieser Schrift nichts weiter, als die Anschauungen, welche sich bei meiner fast dreizehnjährigen vorzugsweisen Beschäftigung mit der Skoliose in mir über dieselbe entwickelt haben, und das Verfahren, welches ich jetzt gegen dieselbe anwende, so weit darzulegen, dass jeder Arzt sich ein Urtheil darüber bilden und es eventuell nachahmen kann. So soll es möglich werden, hoffe ich, dass jede einem Arzt zu Gesicht kommende beginnende Skoliose rechtzeitig erkannt und richtig behandelt und dass das Unglück eines entstellten Körpers seltener wird. Dazu bedarf es nicht historischen und kritischen Beiwerks, sondern einer genauen und detaillirten Behandlung der Sache selbst; und wenn ich Jedem Gelegenheit gebe, mein Verfahren zu erproben, so wird der Gewinn für die Praxis grösser sein, als wenn ich es kritisirend mit andern vergleiche.

a. Hangvorrichtungen.

Der Hang als gymnastische Uebung wird später Erwähnung finden. Die mechanischen Vorrichtungen dazu sollen die Suspendirung des Körpers an seinem oberen Ende auf längere Zeit ermöglichen, als es der Patient aus eigenen Kräften vermag, und theilweise zugleich Gelegenheit zum Anbringen eines seitlichen Druckes gewähren. Als solche Vorrichtungen dienen die folgenden:

1) Die Rückenschwinge. Dieselbe ist von dem als Inspector am Militär-Waisenhaus in Potsdam verstorbenen F. K. Keil erfunden und bereits 1842 in der Schrift: „Häusliches Schutzmittel gegen Schiefheit, oder Anweisung zum Gebrauch der Rückenschwinge“ empfohlen worden. Der recht brauchbare Apparat ist nicht so bekannt geworden, wie er es verdient. Er besteht aus einem Hängereck und einem daran hängenden gepolsterten Bret. Der Stab des Hängerecks hat ausserhalb der es tragenden Riemen je eine Hand breit Raum und ist nach der Höhe und Tiefe verstellbar. Ebenfalls verstellbar in der Höhe und in der Lage seines kürzesten Durchmessers hängt unter dem Reckstab das Rückenbret. Die das Ganze tragenden Leinen sind entweder vereinigt und drehbar mittels eines Nussgelenks, oder einzeln in Schulterbreite mittels Haken an der Decke befestigt.

In Fig. 1 bezeichnet *a* den Reckstab, *b* das Rückenbret. Letzteres hat auf einem Längsrande einen etwas tieferen, als auf dem anderen, und gepolsterten Ausschnitt, *f*, auf welchen beim Schwingen der Kopf aufgelegt werden kann. Die mittlere Einstellung des Ganzen geschieht durch Verschlingungen in den Tragleinen, die genauere Einstellung des Apparates oder speciell des Stabes durch die Schnallen bei *c*. Das Rückenbret kann durch die Schnallen *d* höher oder tiefer und, weil es an zwei doppelten Riemen hängt, die in den Ringen *e* verschiebbar sind, schräg oder wagrecht gestellt werden. Damit die ihm gegebene Stellung sich nicht zu leicht verändere, sind der vordere, mit Schnalle *d* versehene, und der hintere Theil jedes Tragriemens durch 2 Lederschlaufen mit einander verbunden, deren obere *g* an beiden Riemen verschiebbar, die untere *h* am vorderen Riemen festgenäht ist.

Die Rückenschwinge wird hauptsächlich benutzt zum Schwingen. Man stellt sie vorher so ein, dass der Stab in der Höhe der Augenbrauen und das wagrecht hängende Bret in der Höhe des Schwertfortsatzes sich befindet, kriecht von der weniger ausgehöhlten Seite des Bretes aus mit Kopf und Armen zwischen Stab und Bret rückwärts durch und fasst mit den Händen die äusseren Stücke des Reckstabes. Dabei legen sich die Oberarme auf die das Bret tragenden Riemen und dieses legt sich fest an den Rücken, mit dem gepolsterten Ausschnitt aber an den

Nacken oder Hinterkopf an. Man tritt nun etwas zurück, macht durch einmaliges Aufsetzen jedes Fusses einen Laufschritt vorwärts und schwingt beide im Knie gestreckten Beine kräftig aufwärts. Beim Rückschwunge wird der Abstoss durch einen Schritt rückwärts wiederholt und sind dann die Beine, unter Durchbiegung des Kreuzes, nach hinten zu strecken. So fort bis zur Ermüdung. Nach jedem Vor- u. Rückschwung ist die Beinstellung beim Auftreten zu wechseln.

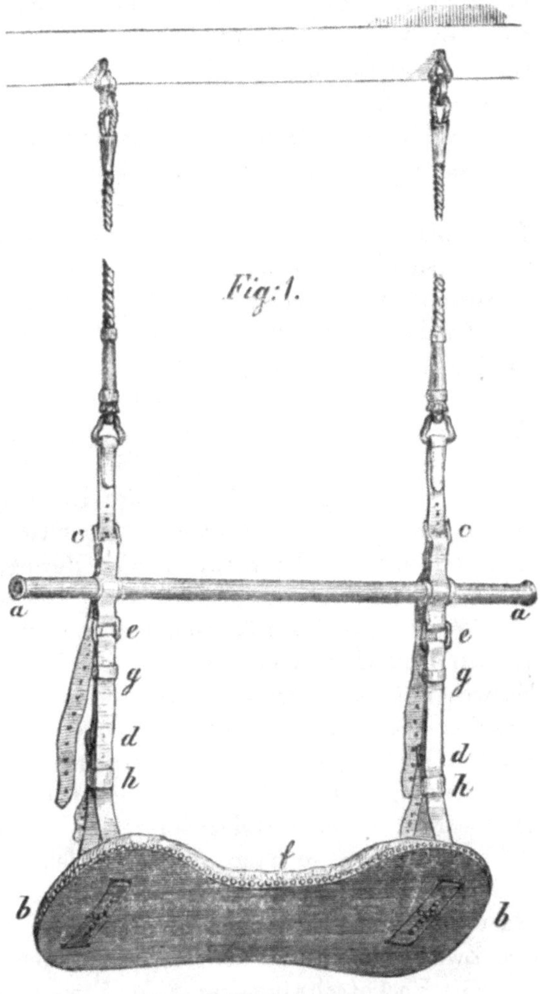

Keil'sche Rückenschwinge.

Bei dieser Benutzung der Rückenschwinge kommt zunächst die Wirkung des Hanges zur Geltung, welche beim Schwingen gesteigert wird durch die sich dabei entwickelnde Centrifugalkraft. Zugleich aber mit dem Zuge dieser und der Schwerkraft steigert sich auch der wagrechte Druck, welchen das Rückenbret auf die hervorragenden Stellen des Rückens ausübt. Wo keine seitliche Verkrümmung vorhanden ist, werden die beiden Schulterblätter und die von ihnen bedeckten Stellen der Rippenbogen den Druck beiderseits gleichmässig erleiden. Dadurch, sowie durch die Stellung und Auflage der Schultern bei dieser Art des Hanges, und endlich durch das dabei erforderliche Zurückweichen des Kopfes entsteht während der Dauer des Hanges

Abflachung des Rückens und Vorwölbung der Brust, während gleichzeitig durch das Zurückschwingen der Beine die Einbiegung des Lendentheils der Wirbelsäule geübt wird. Somit empfiehlt sich der Gebrauch dieses Apparates bei totaler oder partieller Rückverbiegung der Wirbelsäule (s. S. 2 u. 3). — Ist infolge von Seitenverbiegung der Wirbelsäule eine Seite des Rückens stärker gewölbt, so wird diese Seite auch den grösseren Theil des Druckes vom Rückenbret empfangen und der Skoliose daher schon bei gleichmässiger Stellung des Apparates kräftig entgegengewirkt werden. Will man den Druck auf eine Seite des Rückens vermehren, so schnallt man den entsprechenden Unterriemen kürzer. Thut man dasselbe mit einem der den Reckstab tragenden Oberriemen, so hebt man die betreffende Schulter, kann daher in dieser Weise auf eine tiefer stehende Schulter einwirken.

Zu der streckenden Einwirkung der Schwere und der Centrifugalkraft beim Schwingen kann man noch ein drittes Moment hinzufügen durch ein Beinstossen am Ende jedes Vor- und jedes Rückschwunges. Die Beine werden gegen das Ende des Schwunges bei gebeugtem Fusse angezogen, bis die Kniee ungefähr in Hüfthöhe kommen, und im Moment der Umkehr kräftig gestreckt, bis sie in die verlängerte Rumpfaxe kommen. Beim Strecken muss die Fusssohle zu der Richtung der Bewegung des Fusses rechtwinklig stehen.

Wenn man das Rückenbret abgeschnallt hat, kann man den Reckstab als Hängereck benutzen. Auch kann man statt des Stabes Schweberinge einhängen und so den Apparat noch vielseitiger verwendbar machen. Von den Uebungen, welche dadurch möglich werden, können einige, wie Durchziehen, Trichterkreisen, auch mit Beibehaltung des Rückenbretes gemacht werden. Sind die Tragleinen nicht an zwei Haken aufgehängt, sondern an einem Nussgelenk vereinigt, so kann man beim Schwingen noch Drehung im Schwunge hinzufügen, auch, wenn Platz und die erforderlichen Handhaben zum Einhängen an den Oberriemen vorhanden sind, von Zweien gemeinsam Kreislauf ausführen lassen.

Die Rückenschwinge muss für Erwachsene andere Dimensionen haben, als für Kinder, da das Bret zwischen den Unterriemen reichliche Rückenbreite haben muss. Doch komme ich in meinem Turnsaal mit 2 verschiedenen Grössen aus. Der Bandagist Reichel in Leipzig fertigt eine Rückenschwinge für 8—10 Thaler.

Der Hang in der Rückenschwinge kann zwar viel länger ausgehalten werden als der freie Hang; er bedarf aber doch immer der Mitwirkung der Arm- und Schultermuskeln, so wie der Thätigkeit der Beine; seine Anwendung wird daher beschränkt durch das Eintreten der Ermüdung. Diese wird vermieden durch das rein passive Einhängen der Schultern oder des Kopfes oder beider zugleich. Die von mir dazu benutzten Vorrichtungen sind: die Glisson'sche Schwebe, die Kunde'sche Geh-Maschine und die schiefe Ebene. Von allen dreien gemeinsam übrigens gilt die Erfahrung, dass auch sie durch den Druck der Bandagen mit der Zeit unbequem werden, Einschlafen der Arme bewirken und daher nicht in beliebiger Dauer fortgesetzt werden können. Bei mir ist die Dauer ihrer Anwendung 20 bis 30 Minuten.

2) Die Glisson'sche Schwebe ist eine Hängevorrichtung für Kopf und Achseln mit Gewinde zum Emporziehen des eingehängten Körpers. Für die Schultern sind zwei gepolsterte runde Wülste bestimmt, welche schlingenförmig oben an starken Riemen befestigt sind, die mit Löchern versehen und an den aufwärts gebogenen ungefähr schulterbreit von einander entfernten Enden eines Bügels eingehängt werden. Hinten können diese Achselträger durch einen oder zwei Schnallriemen einander genähert werden. Der Kopf ruht gewöhnlich auf einem ringsum laufenden gepolsterten Kopfkranz, der in seiner Form an ein kranzförmiges Sitzkissen erinnert. Unter dem Kinn ist derselbe zugeschnallt, an den Seiten hat er je ein Knöpfchen und eine Schnalle, an welchen die vier Tragriemen befestigt sind. Diese vereinigen sich auf jeder Seite bald zu einem einzigen, der eben so, wie die Riemen der Achselträger, an einem Bügel hängt. Beide Bügel wieder werden von dem Endhaken einer Leine getragen, die über eine an der Zimmerdecke befestigte Rolle läuft und an der Seitenwand des Zimmers an einem Haken so kurz befestigt wird, dass der eingehängte Körper schwebt. — Da bei dem Kopfkranz die Ohren etwas ins Gedränge zu kommen pflegen, ziehe ich eine andere Bandage vor, welche aus 2 Kissen besteht, einem langen, schmalen, etwas ausgehöhlten zur Aufnahme des Kinns, und einem länglich-viereckigen für den Hinterkopf. Jenes ist auf jeder Seite mit einer, dieses mit je zwei Schnallen an dem kurzen, breiten, nach unten in zwei Enden auslaufenden Riemen befestigt, welcher die Verbindung mit dem Bügel bildet. Ausserdem ist das hintere mit dem vorderen Kissen durch zwei an der Seite des Kopfes hinlaufende Schnallriemen verbunden, welche das Abrutschen des hintern Kissens verhindern. An complicirteren Vorrichtungen der Art ist die Leine mit dem Bügel durch eine starke Druckfeder, welche den Zug elastisch

macht, verbunden und endet auf einer an der Wand befestigten Kurbelwinde, welche das Emporziehen des Körpers erleichtert.

Die einfache Kopfschwebe kostet beim Bandagist Reichel in Leipzig 5—6 Thaler.

Das Princip dieses Apparates, aber ohne specielle Beschreibung, finde ich angegeben in Francisci Glissonii de rhachitide, 2. Aufl., London 1660, S. 368. Ob eine genaue Vorschrift zur Anfertigung desselben aus Glisson's Feder anderswo zu finden ist, weiss ich nicht. Eine Abbildung ist enthalten in Schreber's „Kinesiatrik“, Leipzig 1852, Tafel XXXII, Fig. 70.

Ist der Patient in der Schwebe suspendirt, so kann er in Schwingungen gebracht werden oder sich mittels einer irgendwo im Zimmer befestigten Schnur, deren Ende er in der Hand hat, selbst schwingen. Für den Hausgebrauch ist der Apparat bei hochgradigen Verkrümmungen ganz geeignet; wer eine Gehmaschine hat, kann ihn entbehren.

3) Die Gehmaschine ist ein zur gleichzeitigen Benutzung mehrerer Personen eingerichteter Hänge-Apparat, in welchem die suspendirten Individuen nicht, wie in der Glisson'schen Schwebe, vom Boden ganz abgehoben, sondern — je nach ihrer Grösse, Beweglichkeit und Verkrümmung — um $1^1/_2$—4 Centimeter gestreckt werden, wobei die Füsse noch die Erde berühren. Die Maschine ist zwar stark genug, um ein völliges Abheben des Körpers zu gestatten; dann aber fehlt jene Verbindung von activer und passiver Streckung, welche beim Gehen in der Maschine eintritt und sie gerade recht werthvoll macht. — Die Bandagen zur Suspension sind theilweise dieselben, wie bei der Glisson'schen Schwebe; ausserdem sind aber auch Druckplatten vorhanden, welche für Skoliotische bestimmt sind und durch die sinnreiche Art ihrer Befestigung einen Seitendruck auf die hohe Partie des Brustkorbs ausüben. — Die Bügel, an welchen die Tragriemen eingehängt sind, hängen zunächst an je einer starken Spiralfeder, und diese an einem Flaschenzug, dessen oberes Rollensystem vom äusseren Ende eines wagrechten Armes getragen wird. Dieser Arm ist in der ursprünglichen Construktion fest, besteht aber an der verbesserten Maschine, wie sie bei mir benutzt wird, aus einer starken Stahlfeder, welche als zweites federndes Element zu der erwähnten Spiralfeder hinzutritt. Solcher Arme sind meist 4 oder 8 vorhanden. — Das innere Ende eines jeden Arms ist in der Höhe an einer senkrechten Säule befestigt, welche oben und unten sich in einen stählernen Zapfen verlängert, der in einer im Fuss-

boden, bez. der Decke ruhenden Pfanne läuft. Dadurch wird die Säule und mit ihr der ganze Apparat um ihre senkrechte Axe drehbar. — Unter dem Befestigungspunkt jedes Armes an der Säule ist wieder ein Rollensystem des Flaschenzugs, von dem das Ende der Schnure längs der Säule hinabläuft und hier an einem Haken befestigt werden kann.

Eine Abbildung und genauere Beschreibung der Maschine gebe ich deshalb nicht, weil sie wohl ausnahmslos nur in orthopädischen Anstalten Anwendung finden wird. Sie wird mit allem Zubehör und 8 federnden Armen vom Bandagist Reichel in Leipzig für 250 Thaler geliefert*).

Die Anwendung der Maschine ist eine sehr vielseitige und empfiehlt sich ausser bei Rückgratsverkrümmungen besonders auch bei Schwäche, Lähmung, Contraktur und andern orthopädischen Gebrechen der untern Extremitäten. Bei Skoliose halte ich sie zwar als alleiniges Mittel, wie der Erfinder will, nicht für ausreichend, lasse sie aber bei allen höheren Graden des Formfehlers als werthvolles Streckmittel täglich benutzen. Auch die seitlichen Druckplatten wende ich vorschriftsmässig an, obgleich ich glaube, dass nicht auf den von ihnen ausgeübten Seitendruck, sondern auf den gleichfalls von ihnen vermittelten Längszug das Hauptgewicht zu legen ist.

In dem Kunde-Löffler'schen Schriftchen ist auch eine aus Latten zusammengesetzte und auf Rädern laufende Pyramide abgebildet, welche den Gebrauch der Kunde'schen Streckvorrichtung im Privathaus möglich machen soll.

4) Die schiefe Ebene verbindet die Vortheile der Rückenlage und des Hanges. Der Haupttheil dieser Vorrichtung ist ein schräg liegendes Bret, auf welchem der Patient liegt und durch einen Kopfkranz und ein Fussbret am Hinabrutschen gehindert wird. Die Höherstellung des einen Endes des Bretes, welches mit dem Fussboden einen Winkel von 25—30° bilden soll, wird durch ein Paar schräg aus- und rückwärts gerichtete, durch eine Quer-

*) Wer sich über diesen Apparat genauer unterrichten will, findet Abbildung, Beschreibung und ausführliche Gebrauchsanweisung derselben in dem Schriftchen: „Die vortheilhafteste Heilung der Verkrümmungen des menschlichen Körpers durch eine neue Geh- und Streckmaschine, erfunden von Carl Gottlob Kunde, Verfertiger chir. Instr. in Dresden, geleitet und beschrieben von Dr. Ernst Rudolph Löffler. Dresden und Leipzig, Arnold'sche Buchhandlung, 1846.“ Auch Schreber in seiner „Kinesiatrik“, Leipzig 1852, giebt auf Tafel XXXIII eine Abbildung. S. auch Schmidt's Jahrbb. LXXXI, S. 379, Anm.

latte mit einander und durch ein Scharnier mit dem Liegebret verbundene Beine bewirkt. Sind diese Beine mehr oder minder schräg verstellbar eingerichtet, so kann dadurch die Neigung des Bretes verändert werden; doch kann man eine Verminderung der Neigung noch einfacher durch Unterlagen unter das Fussende des Bretes erreichen. Für den Kopf ist nahe dem oberen Ende des Bretes ein runder Ausschnitt, in welchem jener von zwei locker querüber gezogenen, auf dem Brete angenagelten Streifen breiten Gurtes getragen wird. Ausserdem ist er von einem Kopfkranz oder noch besser von der oben beschriebenen Verbindung eines Kinn- und eines Hinterhauptkissens umgeben, welches am hakenförmigen Ende eines am obersten Ende des Bretes befestigten Stahlbügels eingehängt ist. Dieser Bügel läuft erst aufwärts und biegt sich allmälig so nach dem Brete zurück, dass er einen reichlichen Halbkreis bildet; in Folge dieser Form besitzt er etwas Federkraft. Im unteren Drittel des Bretes laufen in seiner Längsrichtung zwei parallele Reihen eng an einander befindlicher Löcher, in welche die zwei Zapfen eines 6—7 cm. hohen und über die ganze Breite des Liegebretes reichenden Fussbretes passen.

Soll die „schiefe Ebene“ benutzt werden, so wird dem Patienten zunächst die Kopfbandage angeschnallt; nachdem er sich mit dem Oberkörper auf das Bret und mit dem Kopf in den Ausschnitt gelegt hat, hängt man die Bandage an den Bügel; nachdem dann Patient auch beide Füsse auf das Bret gelegt und sich ausgestreckt hat, steckt man das Fussbret ca. 3—5 cm. unterhalb der Fersen des Liegenden im Liegebret fest. Nach 10—15 Minuten hat sich in der Regel der Körper um so viel gestreckt, dass die Fersen das Fussbret erreichen und daran eine Stütze finden, welche sie während der übrigen Zeit des Liegens beibehalten.

In meiner Anstalt, wo die schiefe Ebene nur als Zusatz bei kurzen, starken Verkrümmungen des Rückens, oder bei Nacken-Skoliose, oder bei Schiefhals in Anwendung kommt, ist die Dauer des täglichen Liegens auf derselben ½ Stunde; wo sie, wie es beim häuslichen Gebrauch in der Regel der Fall sein wird, als alleiniges oder Hauptmittel dient, kann das Liegen auf ¾—1 Stunde ausgedehnt und zu einer anderen Tagesstunde wiederholt werden.

Der Bandagist R e i c h e l in Leipzig liefert eine schiefe Ebene für 9—10 Thaler.

β. Das Streckbett.

Ich behalte diesen historischen Namen der Kürze wegen bei, obgleich der allgemein sogenannte Apparat jetzt und besonders in der bei mir gebräuchlichen Form mehr ein Richtungs- als ein Streckbett ist. Denn während früher die mit demselben verbundenen mechanischen Vorrichtungen ausschliesslich dem Längszug dienten, sind sie jetzt hauptsächlich auf den Seitenzug eingerichtet. Wenn man auch nie verkannt hat, dass schon die Horizontallage an sich ein Heilmittel der Skoliose ist, weil sie ein für die Entstehung und Ausbildung derselben wesentliches Moment, die Belastung, von der Wirbelsäule entfernt und dieser Gelegenheit giebt, durch ihre Elasticität sich von vorausgegangenem Belastungsdruck zu erholen — so hat man sich doch schon seit langer Zeit nicht damit begnügt und eine direkte Einwirkung auf die Formfehler hinzuzufügen bemüht. In Betreff des Längszuges, den man eine Zeit lang allein anwandte, war man sich sofort klar, dass derselbe durch Federkraft bewirkt werden müsse. Verschiedene Vorrichtungen, die man nach einander dazu benutzte, entsprachen nicht den gemachten Anforderungen, bis man schliesslich bei der Trommelfeder nach Delpech stehen blieb. Dieselbe ist noch jetzt am Fussende meiner Betten in Benutzung (s. die Abbildung), war aber früher auch am Kopfende vorhanden.

Um aber durch Längszug allein eine Skoliose einigermassen auszugleichen, bedarf es einer sehr bedeutenden Kraft; man suchte daher die Wirkung durch direkten Druck auf die Erhöhungen am Thorax zu verstärken. Am nächsten lag der Versuch, diesen Druck dadurch zu bewirken, dass man der Erhöhung am Körper eine Erhöhung des Lagers durch ein Kissen oder eine Pelote entsprechen liess. Die Lage wird aber dadurch sehr unbequem, und es lässt sich der Körper nicht so fixiren, dass er nicht dem störenden Drucke ausweichen könnte. Darum und um die seitliche Verschiebung einzelner Gegenden des Thorax besser ausgleichen zu können, formte man die Peloten durch Metalleinlagen so, dass sie den Thorax von hinten her ein Stück umgriffen, und machte sie in querer Richtung beweglich, um sie durch seitlichen Zug oder Schraubendruck an den Körper anpressen zu können. — Ein weiterer Fortschritt war die Anwendung der Federkraft auch bei der seitlichen Einwirkung. Man führte z. B. eine Pelote um die hohe Seite und befestigte den von ihr auslaufenden vorn herum geführten Riemen auf der entgegengesetzten Seite an einer Spiralfeder. Die Spannung derselben hielt zwar die Pelote fest an den

Fig: 2.

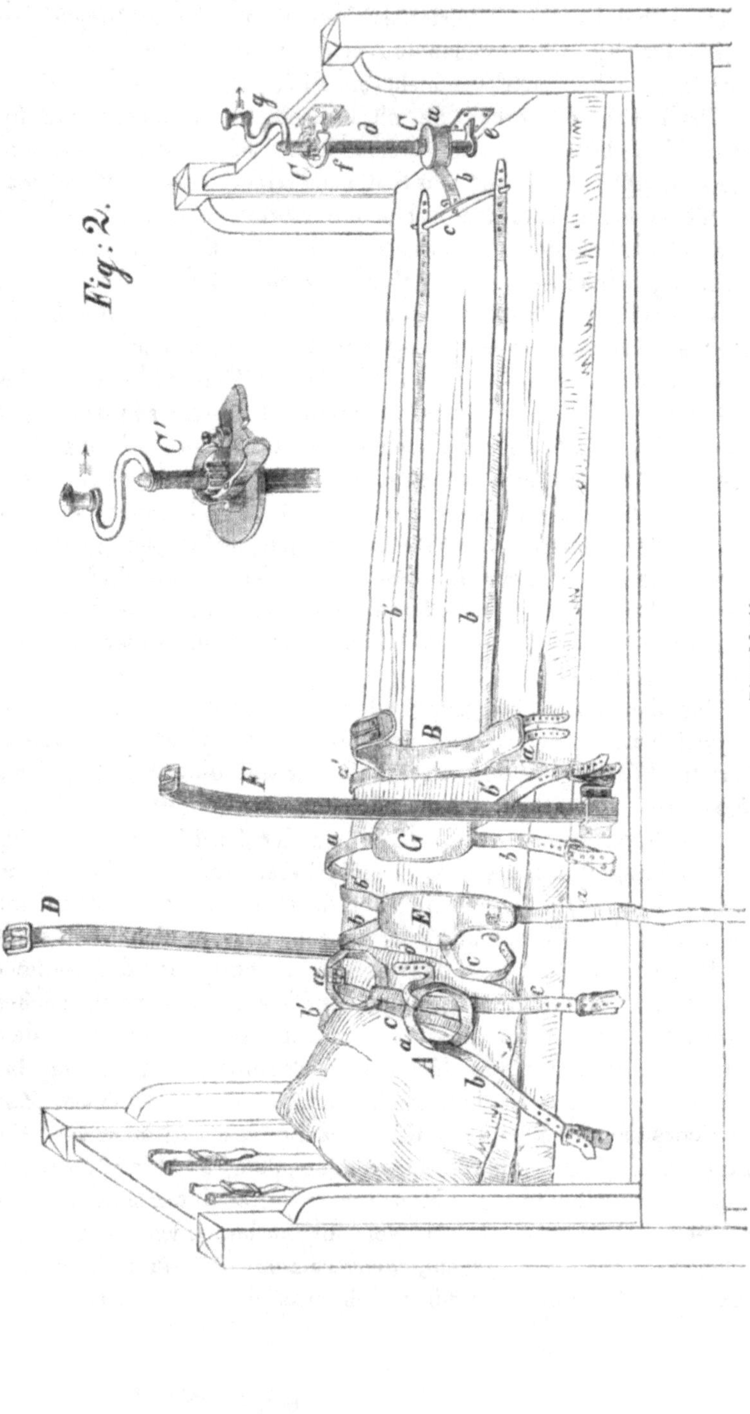

Streckbett.

Körper angedrückt, schnürte aber auch die Brust ein. Weit vorzuziehen waren daher zur Befestigung des Pelotenriemens die an der der Convexität des Rückens entgegengesetzten Seite des Bettes angebrachten elastischen Stäbe, welche Heine schon vor länger als 40 Jahren anwandte. Dieselben erfuhren später eine wesentliche Verbesserung durch den Gründer der jetzt von mir geleiteten Anstalt, Carus, welcher ihnen eine nach aussen concave parabolische Gestalt gab. In dieser Form sind sie noch jetzt in meiner Anstalt in Gebrauch.

Die Einrichtungen an meinem Streckbett, wie ich sie nach einigen Modificationen und Bereicherungen der von mir vorgefundenen jetzt anwende, lassen sich aus den beigefügten Abbildungen (Fig. 2 und 3) leicht erkennen. Die festgestopfte Matratze, zu welcher ein kurzes, niedriges Keilkissen gehört, ruht auf einem mit Gurten überspannten Rahmen. Das untere Ende desselben wird von zwei an der innern Seite der Seitenwände des Bettes unten vorragenden Leisten getragen, während das obere Ende an der Kopfwand des Bettes in Riemen eingehängt ist, um höher oder tiefer gestellt werden zu können. — Die Befestigung des Pat. auf dem Lager geschieht durch die Schulterhalter *A* und den Beckengurt *B*. Die Schulterhalter bestehen aus zwei ledernen gepolsterten Ringen *a* und *a'*, welche die Arme in der Nähe der Schulter umschliessen und selbst wieder durch je zwei Riemen am Bettrahmen befestigt sind. Der eine derselben, *b*, läuft von der Schulterhöhe ab aus- und aufwärts, der andere *c* und *c'*, oberhalb des hintern Endes der Achselhöhle entspringend, geht unter dem Rücken des Liegenden nach der andern Seite des Bettrahmens und ist dort angeschnallt. Endlich sind beide Ringe vorn auf der Brust durch Schnalle und Riemen *d* locker verbunden. Der Beckengurt *B*, bestimmt unterhalb des Hüftkamms umgeschnallt zu werden, hat als Haupttheil einen breiten, gepolsterten Lederstreifen, der vorn mit zwei Riemen zugeschnallt wird. Um seitliche Verschiebung des Eingeschnallten zu verhindern, ist der Gurt durch zwei von seinem hintern Theil ausgehende Riemen *a* und *a'* am Rahmen befestigt.

Schulterhalter und Beckengurt dienen zugleich dem Längszug, erstere indem sie durch die schräg aufwärts laufenden Riemen *b* und *b'* das Hinabrutschen verhüten, und der Beckengurt, indem er durch die Riemen *b* und *b'* mit der Trommelfeder *C* verbunden ist. Diese Trommelfeder *C* besteht zunächst aus einer innerhalb der Trommel *a* wie eine Uhrfeder um sich selbst gerollten bandförmigen Stahlfeder, deren Ende durch einen Schlitz des blechernen Verschlusses heraustritt und hier mit dem Riemen *b* verbunden ist, der den Querbügel *c* hält, an dessen gebogenen Enden die Riemen *Bb* und *b'* eingehängt sind. Die Trommel steckt, auf- und abwärts verschiebbar, an dem viereckigen Stab *d*, welcher in seinen Befestigungen bei *e* und *f* durch die Kurbel *g* drehbar ist. Die Drehung geschieht in der Richtung des Pfeiles, wobei sich der Riemen *b* theilweise um die Trommel aufwindet und durch die in der Richtung des Pfeiles ziehende Feder stark angespannt wird. Um diese Spannung zu fixiren, ist unterhalb der Kurbel eine Sperrvorrichtung *C'* angebracht, deren Einrichtung daneben noch einmal grösser dargestellt ist.

Zum Seitenzug dienen die Federn *D* und *F* und die gefütterten Leder-

Fig: 3

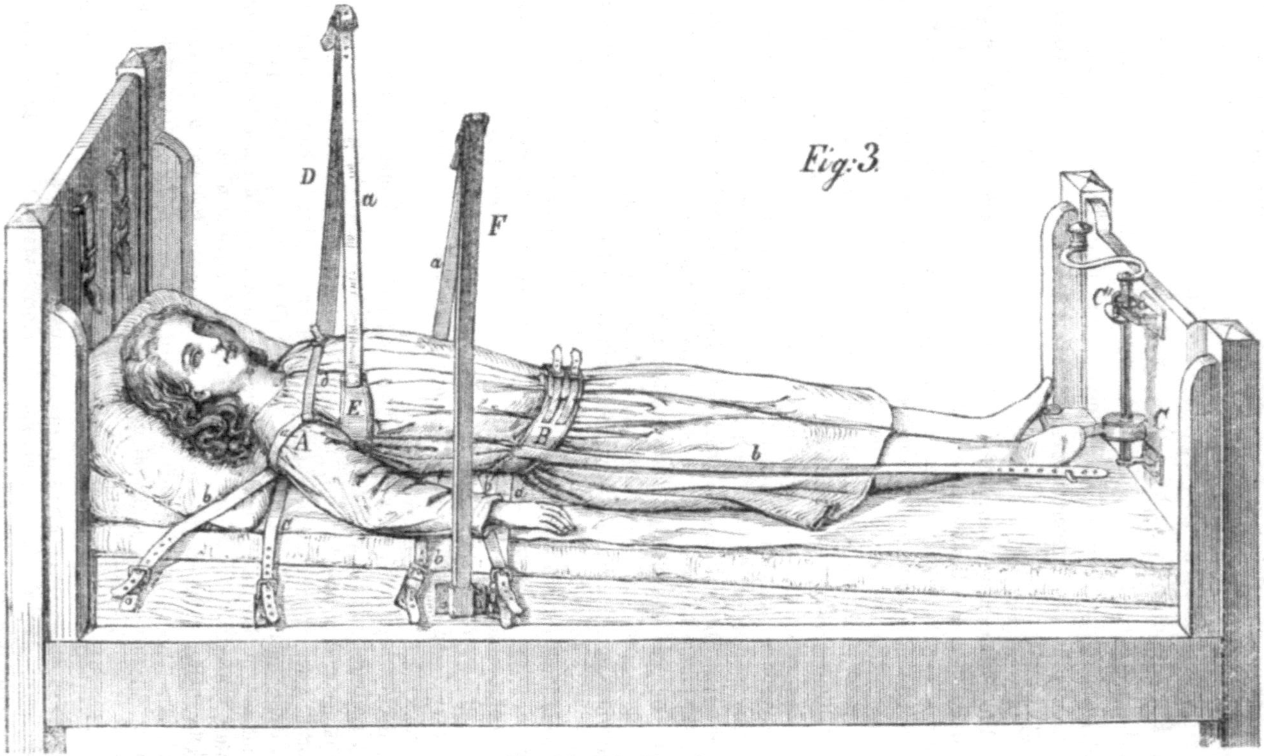

Streckbett in Benutzung.

Peloten *E* und *G*, deren Form und Anwendung aus den Figg. 2 und 3 deutlich ersichtlich ist. Hierbei ist zu bemerken, dass die Peloten *E* in beiden Figuren nicht dieselbe Form haben; *E* in Fig. 3 ist lanzettförmig mit abgestumpften Spitzen und wird bei der Totalskoliose einer Seite oder bei der zweifachen Skol. von gewöhnlicher Form benutzt, bei welcher der Gipfel der obern Krümmung ungefähr auf den 8. Brustwirbel trifft. Liegt dagegen eine Skoliose des obern Theils der Brustwirbelsäule vor, so benutze ich die in Fig. 2, *E* abgezeichnete Form, welche einen Ausschnitt für die Schulter und ausser dem Zugriemen *a* und den zwei Befestigungsriemen *b* und *b'* noch einen Riemen *c* hat, welcher von hinten über die Schulter herumgeführt und in die Schnalle *d* befestigt wird, um so das Herabrutschen der Pelote zu verhindern.

Mit keiner dieser Peloten aber lässt sich eine Nackenskoliose erreichen. Darum suche ich mir in solchem Falle, wenn z. B. eine linkseitige Nackenskoliose neben einer oder zweien tiefer unten gelegenen Verkrümmungen zu bekämpfen ist, in der Weise zu helfen, dass ich einen in das eine Ende eines langen Riemens eingenähten Ring über den rechten vom Beckengurt zum Bügel der Trommelfeder laufenden Riemen *(Bb)* schiebe, bis er am Beckengurt einen Halt findet, den Riemen unter dem Rücken nach der linken Seite des Nackens, über diese herauf zu der obern Feder *D* führe und ihn hier mit dem Zugriemen der obern Pelote *(Ea)* festschnalle. So weit der Riemen den Nacken berührt, ist er durch ein an Schlaufen auf den Riemen zu schiebendes Lederpolsterchen gefüttert.

Bei einfachen Skoliosen, bei denen daher blos einseitiger Zug anzuwenden ist, eben so bei sehr jugendlichen, leichten Körpern oder wo durch hochgradige Skoliosen ein sehr starker Seitenzug erfordert wird, erschien mir die angegebene Befestigung mit Schulterriemen und Beckengurt trotz den von mir hinzugefügten seitlichen Befestigungsriemen derselben *Ac* und *c'* und *Ba* und *a'* nicht sicher genug; ich liess daher Lagerplatten anfertigen, welche ich in den bezeichneten Fällen anwende. Eine solche L a g e r p l a t t e besteht aus einem auf der Oberfläche leicht gepolsterten und beiderseits mit Drell überzogenen viereckigen Stück Eisenblech, an welchem Beckengurt und Schulterhalter befestigt sind. Ersterer besteht in seiner hintern Hälfte aus einer Stahlfeder, welche vom gewöhnlichen ledernen, innen gepolsterten Schnallgurt umgeben ist und eine Mulde darstellt, in welcher das Becken seitlich fast unverrückbar liegt. Zur Befestigung der Schultern dienen zunächst zwei kurze mit Schnallen versehene Riemen, welche in kurzer Entfernung von einander, wie Tornister-Riemen, vom obern Ende der Platte entspringen. Denselben entsprechen zwei andere mit Löchern versehene Riemen, welche ein Stück weiter unten, weiter von einander entfernt, aus der Fläche der Platte, nicht weit von ihren Seitenrändern, entspringen und auf den Schultern in die oberen Riemen eingeschnallt werden können. Auch diese Schulterhalter sind gepolstert. Die Platte erhält durch vier von den Ecken derselben in diagonaler Richtung ausgehende und an den Seitenwänden des Bettrahmens angeschnallte Riemen ihre Befestigung auf der Matratze. Wo die Schulterriemen die passive Seitenbeugung des Rumpfes durch den Seitenzug der Federn nicht ganz verhindern können, lasse ich nahe dem obern Ende der Seitenränder der Platte kleine, gepolsterte, aufwärts gebogene Blechplatten befestigen, an welchen, während Pat. liegt, die Gegend des Deltamuskels anliegt und dadurch der Körper einen Halt findet.

In dieser Form empfiehlt sich die Lagerplatte für den Hausgebrauch. In meiner Anstalt, wo ich die an den Betten vorhandene Einrichtung für den Längszug nicht gern unbenutzt lassen möchte, lasse ich jetzt die Beckenfeder nicht durch Nieten an der Platte befestigen, sondern mit 2 Knöpfchen versehen, mittels welcher der Beckengurt in 2 kurzen Längsspalten der Platte auf- und abwärts verschiebbar ist. Zu seiner Verbindung mit der Trommelfeder am Fussende des Bettes dienen zwei Riemen, welche oben eine Schlinge haben, die sich auf den Beckengurt schieben lässt.

Masse: Die Länge der parabolischen Federn variirt nach deren Stellung und nach der Individualität des Pat. Die obere Feder muss länger sein als die untere, weil die an der ersteren befestigte Pelote bei zu niedriger Befestigung die Freiheit der Athmung beeinträchtigen würde. Skoliosen höhern Grades, also mit starker Axendrehung, bedürfen einer höhern Feder als beginnende, eben so grössere Individuen im Gegensatz zu kleinern. Knaben haben eine hohe Feder nicht so nöthig wie grössere Mädchen, bei welchen ein zu niedrig angeschnallter Zugriemen die Brustdrüse drücken würde. Die Länge der grösseren Feder beträgt 70—100, die der kleinern 50—70 cm., ihre Breite 3 cm., ihre Dicke unten 7, oben 3 mm. Die grösseren Peloten sind 30 cm. lang und in der Mitte 14 cm. breit. Sind sie ausgeschnitten, so nimmt der Ausschnitt ungefähr $^1/_3$ ihrer Länge und $^2/_5$ ihrer Breite ein. — Die Schulterringe müssen in ihrer Weite den Umfang des Armes am Schultergelenk beträchtlich übertreffen.

Die Lagerplatte für eine mittelgrosse, ca. 150 cm. hohe Person ist 40—45 cm. hoch, 35—37 breit; die Schulterriemen sind oben 7, unten 24 cm. von einander entfernt, während die Ansatzpunkte der beiden gemeinsam einen Schulterhalter bildenden Riemen ca. 18 cm. von einander abstehen.

Ein vollständiges Streckbett liefert der Bandagist Reichel in Leipzig für 20—40 Thaler, je nach der Ausstattung, ob es mit einem einfachen oder doppelten Seitenzug-Apparat ausgestattet, mit Platte oder Trommelfeder oder beiden versehen ist oder nicht.

Das Streckbett ist nützlich bei jeder Skoliose, nothwendig bei der Skoliose II. Grades, wenn bei derselben das Mögliche durch die Behandlung erreicht werden soll. In meinem Hause lasse ich die Skoliotischen am Tage, kurz nach der Mittagsmahlzeit, 2 Stunden und ausserdem die ganze Nacht hindurch auf dem Streckbett liegen. Wo der Reichthum an anderen gleichzeitig verwendbaren Mitteln geringer ist, mag das Liegen täglich 2 Mal und längere Zeit hindurch stattfinden.

Die Horizontallage ist für den Skoliotischen die günstigste Situation, weil während derselben die Wirbelsäule nicht belastet wird und die Skoliose daher zum mindesten nicht zunehmen kann. Man wird aber aus gesundheitlichen und pädagogischen Gründen überall, wo der Heilzweck es nicht unbedingt erfordert, vom permanenten Liegen lieber absehen und muss besonders bei der Skoliose im Auge behalten, dass deren dauernde Heilung nicht ohne Hebung der Willenskraft und des vegetativen Lebens des

Betreffenden in Aussicht steht; in beiderlei Hinsicht aber kommt der ununterbrochen Liegende nicht vor-, sondern rückwärts. Es ist daher unsere Aufgabe, die Nachtheile der aufrechten Körperstellung fern zu halten, um uns des aus ihr entspringenden Gewinnes ungestört erfreuen zu können. Durch diesen Gedankengang sind die Orthopäden zur Erfindung der

γ. portativen Maschinen

für Skoliotische geführt worden. Als Stützpunkt für die Steifen, welche an Stelle der Wirbelsäule die Last des Oberkörpers auf sich zu nehmen haben, hat man wohl in allen Fällen, wie die Wirbelsäule selbst es thut, das Becken, als oberen Ansatzpunkt aber meist die Achselhöhlen, seltener zugleich oder ausschliesslich den unteren Umkreis des Kopfes benutzt. Zu den Stützen selbst wählte man gewöhnlich Fischbein oder Eisen. — Viele Orthopäden haben auch versucht, mit dieser Stützung eine seitliche Einwirkung zu verbinden, um dem prophylaktischen Element ein therapeutisches hinzuzufügen. Die Zahl der im Lauf der Jahrzehnte zu diesem Zweck erfundenen Vorrichtungen ist Legion und sie können hier unmöglich auch nur in ihren wichtigsten Seiten dargestellt werden. Wer ein kritisches oder historisches Interesse daran nimmt, befriedige dasselbe durch einen Einblick in „Heidenreich's Orthopädie, Berlin, Reimer, 1827", wo die älteren, und in die beiden letzten Uebersichten über die orthopädische Literatur in Schmidt's Jahrbb. (Bd. 96, S. 229 und Bd. 98, S. 89 von H. E. Richter und Bd. 127, S. 113, 232 und 327 von mir), wo die neueren Maschinen möglichst vollständig erwähnt und kurz beschrieben sind. Hier genüge die Versicherung, dass die vielgestaltigen jetzt gebräuchlichen Stützvorrichtungen alle wenigstens einigermassen ihren Zweck erfüllen, dass aber von den auf seitlichen Zug oder Druck berechneten Maschinen keine einzige mir genügt hat, bis ich 1863 bei der Naturforscher-Versammlung in Stettin die des Prof Nyrop aus Kopenhagen kennen lernte. Sie ist nach meinem Ermessen die erste und bis jetzt einzige, welche einen Druck auf eine beliebige Stelle des Rückens auszuüben gestattet, ohne gleichzeitig andere Stellen, wo es unangenehm oder nachtheilig ist, ebenfalls einem Druck oder einer Einschnürung zu unterwerfen.

Bevor ich die Apparate beschreibe, welche ich bei seitlicher Rückgratsverkrümmung anwende, muss ich einige Worte über ein portatives mechanisches Hilfsmittel bei Rückverbiegung der ganzen

Wirbelsäule oder ihres oberen Theiles vorausschicken, welches ich als das brauchbarste jetzt vielfach anwende, einen Geradhalter nämlich, welchen ich in der Zeitschrift „der Bazar" vom 15. October 1866 abgebildet und beschrieben gefunden habe. Beistehende Abbildung (Fig. 4) stellt ihn so dar, wie ich ihn jetzt anwende, nachdem die ursprüngliche Form durch mich einige Veränderungen erfahren hat. Die Stücken *a*, *a'*, *b*, *b'*, und *c* bestehen aus auf einander genähtem Drell, in welchen in querer Richtung dünne Fischbeinstäbchen eingenäht sind. Die Theile *a* und *a'* kommen auf die Schulterblätter, *b* und *b'* in die Seiten in und vor der Achsellinie zu liegen. *d* und *d'* sind elastische Gurte (nicht zu eng!), durch welche die Arme gesteckt werden. *e* und *e'* bestehen aus je 4 Stücken Bandes oder Gurtes. Die angenähten Stücke *f* und *f'*, sowie der Gürtel *g* müssen aus Gurt gefertigt

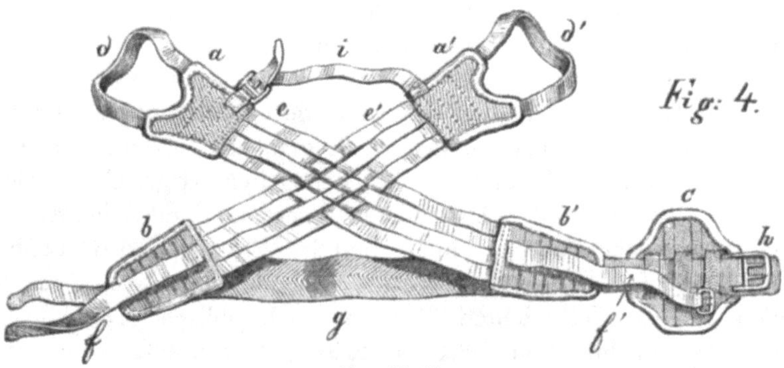

Fig: 4.

Geradhalter.

sein. Auf *g* ist die Platte *c* verschiebbar, damit sie genau auf die Magengrube und die Schnalle *h* auf die Platte *c* zu liegen komme. Das Ganze wird unter den Kleidern getragen und durch Zusammenschnallen von *f* und *f'*, sowie durch Anschnallen des Bandes *i* so fest angezogen, dass es die Schultern einigermassen ab und rückwärts zieht. In dieser Richtung nach hinten und unten, in welcher die Schultern durch diese Bandage gezogen werden und in der Leichtigkeit, Billigkeit und anliegenden Form der letzteren beruht ihr Vorzug vor den anderen tragbaren Schulterhaltern.

Von Stützvorrichtungen bei Skoliose sind es 2 Formen, die ich anzuwenden pflege. Bei Skoliose 1. bis 2. Grades, wo die Nyrop'sche Maschine noch nicht angezeigt ist, oder wo von dieser ihres höheren Preises wegen abgesehen werden muss, oder endlich zur Sicherung des Erfolgs einer in der Hauptsache vollendeten Kur benutze ich das Stützcorset, ein starkes, hoch hinauf- und weit hinabreichendes Corset, welches aus doppeltem Drell gefertigt wird und in welches an gewissen Stellen starke Fischbeinstäbe oder auch dünne elastische Stahlschienen eingenäht sind. Je einer der Stäbe beginnt unterhalb des Hüftbeinstachels, läuft ca. 1 cm. innerhalb desselben nach oben und endet ein Stück oberhalb des vorderen Endes der Achselhöhle in der Vertiefung zwischen Schulter und Brust. Je 2—3 Stäbe oder Schienen verlaufen seitlich senkrecht bis in die Achselhöhle. Je 2—3 andere gehen hinten vom Schulterblatt hinunter und haben auf der hohen Seite die Aufgabe, zu stützen und fest zu umschliessen, auf der eingesunkenen Seite aber, wo sie besonders stark sein müssen, sollen sie gleich den unter der Achsel befindlichen Fischbeinstäben, indem sie oben und unten anliegen und den eingesunkenen Raum überspannen, das weitere Einsinken der Seite verhüten und zugleich für die die hohe Seite deckenden Stäbe einen Widerhalt bilden. Zwei dünnere längs der hinteren Ränder des Corsets eingenähte Stäbe haben die Reihe der Schnürlöcher zu befestigen, und ein kurzes vorn in der Mitte der Höhe befindliches Blankscheit schützt den Magen vor Einschnürung. Die oberen Enden der vorderen und seitlichen Stäbe sind gepolstert und mit Leder übernäht, ebenso der ganze untere Rand. Das Zuschnüren beginnt von unten, um am Becken einen festen Stützpunkt zu schaffen, und darf oben nicht gar zu fest geschehen.

Ist eine Skoliose zum 3. Grad vorgeschritten und voraussichtlich allen Heilversuchen unzugänglich, kommt es also nur darauf an, durch feste Stützung weiteres Einsinken zu verhüten, so empfiehlt sich die Anwendung einer der zum Theil seit langen Zeiten gebräuchlichen stählernen Stützmaschinen, welche aus 2 seitlichen, in ihrer Höhe stellbaren Achselkrücken bestehen, die sich auf einen festen Beckengurt stützen. Dieser besteht aus einer überpolsterten Stahlfeder und muss dem Becken genau angepasst sein. An ihm sind die Träger der Achselkrücken mittels eines Scharnieres befestigt, so dass sie eine Strecke vor- und rückwärts beweglich sind. Die Krücken selbst haben ungefähr die Ausdehnung von $^1/_3$ Kreisbogen und ruhen, wo die Kosten nicht zu scheuen sind, auf einer Art Druckfedern von Draht. Mit den Achselträgern durch Lederriemen oder elastische Gurte verbunden ist eine hohl genähte, gefütterte Pelote, welche die Erhöhung des Rückens deckt und umfasst. — Man lasse die Achselkrücken nicht zu eng machen, weil sie sonst drücken, stelle sie auch nicht zu hoch, um nicht zu dem bestehenden Formfehler noch hinaufgepresste Schultern hinzuzufügen.

Nur bei Skoliosen der unteren Hälfte des Brustkorbes glaubte ich von seitlich einwirkenden Apparaten in Corsetform Besserung des Formfehlers erwarten zu dürfen, weil hier das naheliegende Becken den einzigen oder Hauptstützpunkt bildet, während, wenn auf höher liegende Skoliosen eingewirkt werden soll, die auf der anderen Seite nothwendige Stütze auf Anlehnung an die nachgiebigen und möglicherweise schon abgeflachten Rippen in der Achselhöhle angewiesen ist und hier keinen festen Widerhalt findet, vielleicht sogar schädlich einwirkt. — Solche Corsets für untere Skoliosen aber müssen genau passend geformt und fest sein, wenn sie nützen sollen. Ich fertige sie daher selbst und von Guttapercha. Zu diesen Guttapercha-Corsets nehme ich den Stoff in Plattenform von $^1/_8$″ englisch Dicke, beschneide ihn nach genommenem Masse zu reichlich genügender Breite und Höhe und erweiche ihn stark in einer Wanne, deren Boden mit heissem Wasser bedeckt ist. Vorher ist der Patient, der bis fast an die Trochanteren entblösst sein muss, in einer portativen Glisson'schen Schwebe so weit gestreckt, dass die ganzen Fusssohlen noch eben den Boden berühren, und durch Eindrücken der hohen Seite und eigene Muskelthätigkeit so weit gerichtet worden, dass wo möglich die vorher eingesunkene Seite jetzt weiter hervortritt, als die ursprünglich hohe. Diese Stellung hat er während der ganzen Prozedur festzuhalten. Die hinlänglich erweichte Guttapercha wird aus dem Wasser auf die Diele gelegt, um einen Moment abzukühlen, dann von zwei Personen an den vier Ecken erfasst und schnell, bevor sie durch die eigene Schwere zu sehr die Form verliert, dem Patienten umgelegt. Sie muss von den Achselhöhlen bis fast an die Rollhügel und mindestens fast ganz herumreichen. Während nun ein Gehilfe vorn die oberen Ecken der Platte fest gegen einander hält, hat der andere sich zu bemühen, die im Tailleneinschnitt entstandenen Falten mit den untergeschobenen Fingerspitzen der einen und durch Ziehen der anderen Hand zu glätten. Wenn dabei schiesslich die vorderen Ränder theilweise auf einander zu liegen kommen, so macht das nichts aus. Sobald die Guttapercha gut liegt, umgeht man den ganzen Körper, soweit er von derselben bedeckt ist, mit einer Rollbinde, die man einige Minuten liegen lässt, während welcher Zeit man zur Unterstützung der eigenen Muskelthätigkeit des Patienten mit dem Ballen der Hand die convexe Seite eindrückt. Hat die Guttapercha durch Abkühlung einige Festigkeit erlangt, so zieht man die Binde ab, umgeht die ganzen Ränder des Panzers, der sich nun gebildet hat, mit der Messerspitze, um die Theile abzugrenzen, welche später abgeschnitten werden müssen, und löst dann den Panzer von der Haut, um ihn in sorgfältig unterstützter Lage vollends erstarren zu lassen. Es muss so viel abgeschnitten werden, dass die vorderen Ränder schräg von den Achselhöhlen nach der Magengrube zu und von da an 6—12 cm. von einander entfernt parallel abwärts laufen. Die untern Ecken müssen abgerundet sein und der untere Rand darf nicht gar zu tief verlaufen, damit er beim

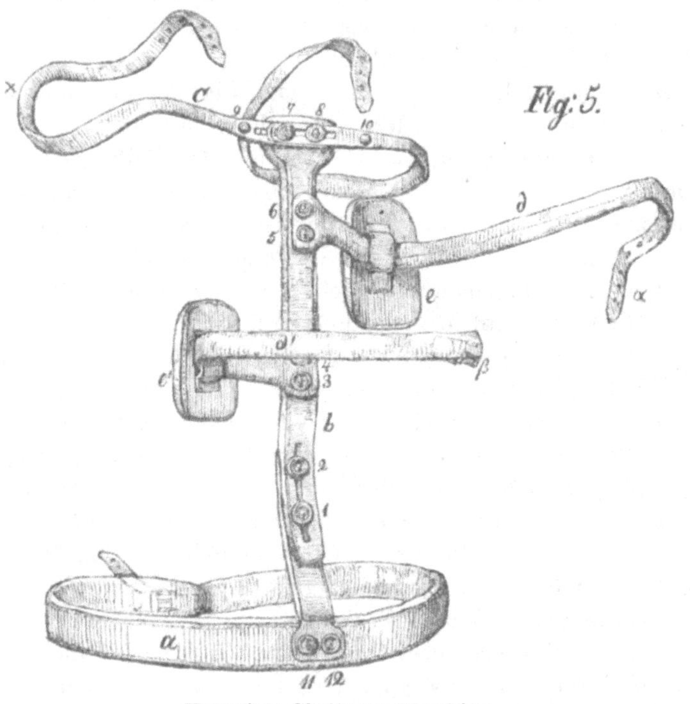

Nyrop'sche Skoliosen-Maschine.
(Mit 2 Federn.)

Sitzen nicht auf die Oberschenkel drückt. Nachher hat man nur noch vorn einerseits drei breite, elastische Gurte, andrerseits drei Schnallen anzunähen, durch welche das Ganze am Körper befestigt wird.

Die Nyrop'sche Maschine (s. S. 91) ist in Fig. 5 und 6 in der Form dargestellt, wie ich sie jetzt anfertigen lasse. Wer diese Abbildungen mit den Nyrop'schen (s. Nogle praktiske Anvisninger for at henlede Foraeldres Opmaerksomhed paa Rygradens Sidekrumning samt Beskrivelse af en Fjedertrykmaskine ved Camillus Nyrop. Kjobenhavn, Louis Kleins Bogtrykkeri 1861, Fig. 7, 8, 10, 11) vergleicht, wird leicht die von mir und dem Bandagisten Reichel eingeführten Abänderungen erkennen. Die wichtigste derselben ist die veränderte Form, welche wir den Federn gegeben haben. Nyrop formt sie als Kreisbogen, wir dagegen biegen sie nur an der Stelle, wo die Pelote zu liegen kommt, scharf nach hinten und lassen sie gegen das Ende hin leicht convex verlaufen. Wir erreichen dadurch an der Stelle der Rückbiegung einen stärkeren Druck, während der Körper längs dem weiteren Verlauf der Feder, wenn diese dem Individuum sorgfältig angepasst ist, vor Druck und Einschnürung bewahrt bleibt.

Der Stützpunkt der Maschine ist, wie bei den meisten derartigen Maschinen, ein federnder und gepolsterter Beckengurt *a*, der unterhalb des Hüftkammes, oberhalb der Rollhügel anzulegen ist und vorn ziemlich tief, gleich oberhalb der Schamfuge, fest zuzuschnallen ist. An ihm befestigt ist der Ständer *b*, welcher aus zwei Stücken besteht, die nach Lüftung der Schraubenmuttern 1 und 2 weiter übereinander geschoben oder auseinander gezogen werden können. Auf dem Ständer ruht der Träger *c*, ebenfalls aus zwei Stücken bestehend, welche mittels der Schraubenmuttern 7 und 8 in querer Richtung verstellbar sind. Der Träger ist auf der convexen Seite des Rückens nöthigenfalls etwas nach hinten und an den Seiten zur Aufnahme der Achseln vertieft ausgebogen und verlängert sich (von der mit * bezeichneten Stelle an) in Riemen, welche über die Schultern nach hinten geführt und entweder direkt oder gekreuzt an den Knöpfchen 9 und 10 befestigt werden. *d* und *d'* sind Stahlfedern, ungefähr von der Art der Bruchbandfedern, welche Nyrop polirt liefert, ich aber aus Rücksicht auf die Wäsche lieber mit Leder überziehen und an ihren vorderen Enden innen etwas polstern lasse, weil sich hier bei festem Anschnallen Druck auf die Haut nicht immer vermeiden lässt. Die Form der Federn im freien Zustand ist aus Fig. 5 erkennbar; diese Form wird ihnen, wie der stählernen Einlage des Beckengurts, am Körper des Patienten, für welchen die Maschine bestimmt ist, und demselben entsprechend vor dem Härten gegeben und ist daher nicht immer genau dieselbe. Nur das steht fest, dass jede derartige Feder an der Stelle, wo sie mittels einer Pelote auf eine Erhöhung des Rückens einen Druck ausüben soll, sich in kurzer Biegung nach hinten wendet. — Die Peloten *e* und *e'* sind auf der Rückseite (der auf der Abbildung sichtbaren) mit Leder überzogen und innen nicht ganz dünn, aber fest gepolstert. Ihre Form und Grösse ist verschieden nach Form und Grösse der Erhöhung, für die sie bestimmt sind. Ihre Einlage ist von weichem Eisenblech, dessen Wölbung jederzeit nach Bedürfnis verändert werden kann.

Soll die Maschine angelegt werden, so wird zuerst der Beckengurt, dann die Riemen der Achselträger befestigt und zuletzt werden die Federn *d* und *d'* nach vorn geführt und durch den Riemen *α* u. die Schnalle *β* mit einander vereinigt. Dabei legt sich die Stelle der Feder, welche vorher die kurze Biegung nach hinten zeigte, fest auf die unterliegende Pelote und drückt diese stark an den Körper an; während ihres ganzen weiteren Verlaufs dagegen strebt die Feder, vermöge ihrer Tendenz zur Rückkehr in die ursprüngliche Stellung, vom Körper ab und läuft daher auch bei starker Spannung längs der Körperoberfläche hin, ohne sie zu berühren. Nur die zusammengeschnallten Enden legen sich gewöhnlich auf die Haut auf und sind daher gepolstert. Aus demselben Grunde wird den Federn eine verschiedene und zwar derartige Länge gegeben, dass sie z. B. bei rechtseitiger Rücken- mit linkseitiger Lendenskoliose unter der linken Brust, auf den linken falschen Rippen zusammentreffen.

Fig: 6.

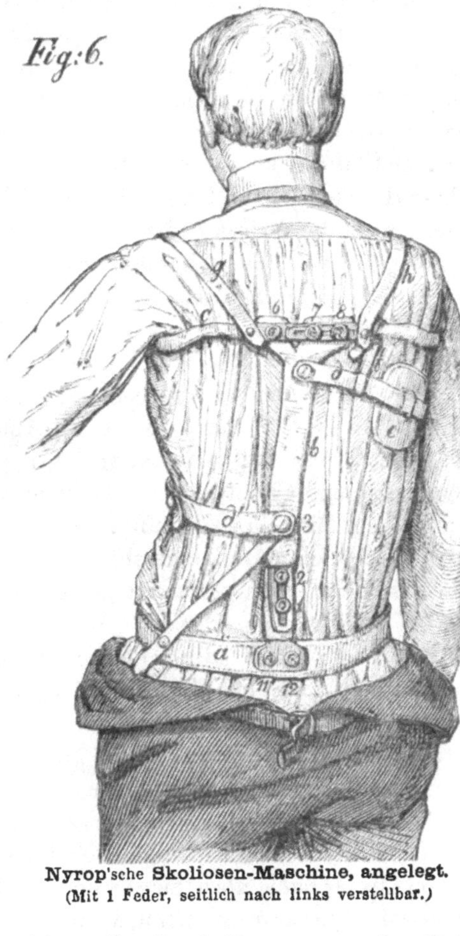

Nyrop'sche Skoliosen-Maschine, angelegt.
(Mit 1 Feder, seitlich nach links verstellbar.)

Die Befestigung der Federn am Ständer war anfangs bei uns die in Fig. 5 dargestellte, mittels zweier Schraubenstifte und Muttern: doch brechen die so befestigten Federn leicht; darum und um die Verstellbarkeit der Federn zu erleichtern, benutzen wir jetzt eine einfache, starke Schraube zur Befestigung jeder Feder, welche um diesen Befestigungspunkt drehbar bleibt. Um aber ihre Beweglichkeit nach unten zu beschränken, wird die obere Feder durch einen um sie geschlungenen und am Querarm des Trägers angeknöpften Riemen getragen (s. Fig. 6 *f*). Für die Schraube sind am Ständer mehrere Löcher gebohrt, damit durch sie die Feder höher oder tiefer gestellt werden kann. Auch eine mit Schraubenstiften und Muttern, wie in Fig. 5, befestigte Feder kann man verstellbar machen, wenn man die Stifte nicht durch Löcher, sondern in einem Längsspalt durch den Ständer führt. Die Befestigung ist aber nicht so sicher, wie die in Fig. 6 dargestellte.

Der Ständer kann zwar einigermassen den Biegungen der senkrechten Rückencontur folgen, aber doch nur mit geringerer Concavität, weil die Neigung des Beckens und mit ihr die Einziehung der Lendenwirbel nicht immer dieselbe bleibt. Der Ständer steht darum vom unteren Theil des Rückens etwas ab. In Berücksichtigung dessen muss eine in dieser Höhe abgehende Druckfeder zunächst nach dem Rücken hingebogen sein, um sich ihm so weit zu nähern, dass die untergeschobene Pelote einen Druck ausübt.

Für solche Personen, welche bei Anlegung der Maschine keine Hilfe haben und nur auf sich selbst angewiesen sind, werden die Schulterriemen (Fig. 6, *g* und *h*) in je zwei Stücke getheilt, deren hinteres ein für alle Mal am Achselträger angeknöpft bleibt und bis vor die Schulterhöhe reicht, wo es eine Schnalle trägt. An diese wird der vom vorderen Ende des festen Achselträgers ausgehende Riemen angeschnallt.

Ist ausser einer oder mehreren Verkrümmungen des mittleren und unteren Theils der Wirbelsäule auch eine Verkrümmung in der Nackengegend vorhanden, so ist für diese noch eine zweite, eventuell dritte Feder erforderlich, welche am mittleren Theil des Achselträgers, z. B. wenn sie links liegen soll, mit der Schraubenmutter 7 (Fig. 5) befestigt wird, nach kurzer Strecke die zur Wirkung auf die Pelote bestimmte Biegung nach hinten macht, dann aber sich wieder etwas nach vorn biegt, um die Schulterhöhe ohne Druck auf dieselbe passiren zu können, und endlich in gerader Richtung weiter läuft und vorn auf der entgegengesetzten Seite, also bei linkseitiger Nackenskoliose rechts, in der Nähe des Darmbeinstachels am Beckengurt angeschnallt werden kann. Doch trägt diese Feder stark auf und ist daher für Mädchen unangenehm.

Bei einfacher Skoliose ist natürlich nur eine Druckfeder erforderlich. Sitzt die Skoliose tief, so kann man die Feder, nachdem sie vorn herumgeführt ist, auf der entgegengesetzten Seite am Beckengurt selbst anknöpfen. Bei höher liegenden Skoliosen brachten wir früher vorn auf der anderen Seite am Beckengurt einen schmalen, rechtwinklig vom Beckengurt aufwärts gerichteten kurzen Arm oder Ausläufer von 4 bis 8 cm. Länge an, der das Knöpfchen zur Befestigung der Druckfeder trug. Ich fand aber, dass dieser Arm genirte und dass an ihm der Beckengurt sehr schief gezogen und somit die Wirkung der Maschine beeinträchtigt wurde. Deswegen lasse ich jetzt am Ständer eine nach der Seite der Concavität gerichtete Befestigungsfeder anbringen, welche nach der Contur des Thorax gebogen ist, sich dabei in freiem Zustand wenig vom Körper entfernt und am Ende ein Knöpfchen trägt, in welches der vom Ende der Druckfeder ausgehende Riemen eingeknöpft wird. Die Feder muss so stark sein, dass sie auch dann den Körper nicht berührt. Eine solche einseitige Maschine zeigt Fig. 6. Neuerdings lasse ich die Befestigungsfeder nicht mehr, wie es in Fig. 6 dargestellt ist, blos bis in die Achsellinie, sondern weiter vor bis fast unter die Brustwarze reichen, damit die Druckfeder vorn nirgends aufdrückt.

Wenn es darauf ankommt, die Maschine möglichst billig und leicht zu machen, kann man in gewissen Fällen auf der Seite der Rücken-Convexität die Achselkrücke ganz weglassen; das geht aber nur bei solchen Skoliosen, wo auf der Seite der Concavität die Schulter wesentlich tiefer steht. Auch muss dabei kein sehr starker Druck von der Pelote verlangt werden, denn bei starker Spannung der Druckfeder würde der nur einseitig gehörig befestigte Träger sammt dem Ständer zu weit vom Rücken abgehoben werden.

Wo starke seitliche Verschiebung des Oberkörpers vorhanden ist, wie sie bei einseitiger Skoliose gewöhnlich vorkommt und auch bei mehrfacher Verkrümmung mit der Steigerung derselben zu einem höheren Grad einzutreten pflegt, nimmt auch die Maschine bald eine Neigung nach der Seite an und verliert dadurch an Wirkungskraft. Bei vielen anderen Maschinen hat man dem dadurch vorzubeugen gesucht, dass man an beiden Seiten des Beckengurts Bügel oder Kappen anbrachte, welche sich über den Hüftkamm zogen und diesen als Widerhalt gegen die Verschiebung nach unten benutzten. Diese aber wird schon durch den Trochanter verhindert; die Schiefstellung der Maschine erfolgt vielmehr durch Aufwärtsverschiebung einer Seite des Beckengurts. Ein Schenkelriemen auf dieser Seite wäre also rationeller, wird aber auf die Dauer sehr unangenehm. Darum habe ich es schliesslich vorgezogen, die

Schiefstellung des Beckengurts, die unterhalb des Hüftkamms doch ihre Grenze findet, ruhig hinzunehmen, die daraus entstehenden Nachtheile aber dadurch fernzuhalten, dass ich die Maschine auf dem Beckengurt auch schief stellte, aber nach der entgegengesetzten Seite. Deshalb lasse ich in solchen Fällen den Ständer um einen seiner Befestigungspunkte am Beckengurt auf eine kurze Strecke drehbar machen. Wenn z. B., wie es in Fig. 6 dargestellt ist, eine Verkrümmung und Verschiebung nach rechts vorliegt, so wird der Schraubenstift 12 der Drehpunkt; für den Stift 11 aber wird im Fusse des Ständers anstatt eines Loches ein Stückchen Kreisbogen ausgeschnitten, so dass sich der Ständer nach links neigen lässt. In dieser Stellung wird er theils durch die Schraubenmutter 11, theils durch den Riemen *i* festgehalten, der vom Ständer am Ansatzpunkt der Befestigungsfeder abgeht und links hinten am Beckengurt angeknöpft ist. — Ist die Neigung des Ständers nach links stärker als die Neigung des Beckengurts nach rechts, so würde die linke Achselkrücke tiefer stehen als die rechte, wenn nicht Vorkehrung dagegen getroffen wäre. Diese besteht in einer besonderen Befestigungsweise des linken Stückes des Achselträgers. Derselbe reicht nur bis zwischen Stift 7 und 8 und wird hier also nur von Stift 7 gehalten. Zu seiner weiteren Fixirung dient der an einem besonderen Arm des Ständers befindliche Stift 6 (Fig. 6), welcher in einer Spalte jenes Armes verschiebbar ist. Soll die linke Achselkrücke z. B. gehoben werden, so dient dabei — nach Lockerung der Muttern 7 und 6 — der Stift 7 als Drehpunkt, während 6 mit in die Höhe geschoben wird. Die Fixirung der dem linken Trägertheil gegebenen Stellung erfolgt durch Festschrauben der Muttern 6 und 7.

Eine Nyrop'sche Skoliosen-Maschine, eventuell mit den von mir angegebenen Veränderungen, wird vom Bandagist Reichel in Leipzig zu dem mittleren Preise von 10—15 Thaler geliefert. Anleitung zum Massnehmen dafür giebt derselbe in seinem — von ihm gratis zu beziehenden — Preisverzeichnis von 1867. Vollkommen gut sitzen aber kann die Maschine nur dann, wenn sie vor dem Härten der Federn dem Körper dessen, für den sie bestimmt ist, angepasst worden ist.

Nützlich wirkt die Nyrop'sche Maschine in jedem Stadium der Skoliose; unersetzlich ist sie beim zweiten Grade der Verkrümmung und bei solchen Skoliotischen auch des ersten Grades, bei welchen andere Hilfe fehlt oder nicht anzubringen ist, daher auch bei kleinen Kindern. Eine gut sitzende Maschine macht wenig Beschwerden;

selbst Kinder vom 4. Jahre an haben sich leicht an sie gewöhnt. Empfindliche mögen sie anfangs nur während einiger Stunden des Tages tragen; ihre volle Wirksamkeit aber kann sie nur dann entfalten, wenn sie während der ganzen Dauer der aufrechten Haltung getragen wird. — In der Kleidung beansprucht sie bei Knaben keine Veränderung; Mädchen müssen die Kleider und Röcke um die Taille herum etwas weiter haben und keine glatt anliegenden, sondern Blousentaillen tragen. Dann ist von aussen fast nichts von der Maschine zu bemerken.

Fig: 7.

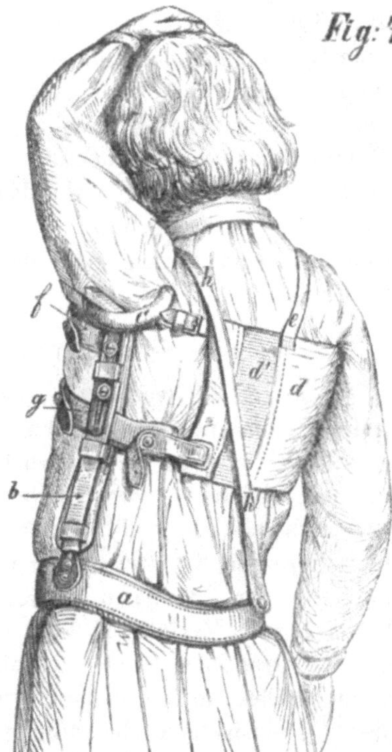

Seit 1 bis 2 Jahren wende ich bei solchen Skoliosen zweiten Grades, bei denen es wesentlich auf Bekämpfung seitlicher Verschiebung ankommt, anstatt der oben erwähnten einfedrigen Nyrop'schen lieber eine andere Maschine an, welche das Princip einer schon früher bekannten einseitigen Stützmaschine mit federndem Seitenzug verbindet: die „tragbare Seitenzugmaschine". Dieselbe ist in Fig. 7 dargestellt. *a* ist der gewöhnliche Beckengurt mit Stahlfeder-Einlage, *b* der federnde stellbare Krückenträger, *c* die Achselkrücke, welche die Schulter auf der Seite der Concavität trägt, im abgebildeten Fall, einer rechtseitigen Skoliose zweiten Grades, also die linke Schulter. Im freien Zustand bildet *b* mit *a* einen nach innen offnen stumpfen Winkel; nach Befestigung des Beckengurtes liegt daher die Krücke *c* nicht in der Achselhöhle, sondern 10 und mehr cm. ausserhalb derselben. Erst durch Befestigung der Leder-Pelote *d*, welche durch einen Gummieinsatz *d'*

mit den Anknöpf-Riemen vorn und hinten verbunden ist, an der Krücke *c* und dem Krückenträger *b* wird die Krücke in die Achselhöhle und an die Brustseite herangezogen und übt nun an dem von der Pelote umfassten Theil des Brustkorbs einen anhaltenden Seitenzug aus. Damit derselbe nicht durch Schrägstellung des Beckengurts aufgehoben werde, ist der Gurt *h* über die Schulter geführt und vorn, ebenfalls auf der andern Seite, wieder am Beckengurt befestigt. Um Einschnürung des Brustkorbs zu vermeiden, sind die von der Pelote ausgehenden Riemen nicht direkt an dem Krückenträger befestigt, sondern an den ein Stück nach vorn ragenden Querbügeln *f* und *g*, deren letzterer sich auch nach hinten um ein kürzeres Stück verlängert. Der Krückenträger ist um die Schraube bei *x* ein wenig drehbar, um Vor- und Rückbeugungen des Rumpfes folgen zu können.

Auf die Axendrehung wirkt diese Maschine allerdings gar nicht ein; dafür übt sie einen sicheren Seitenzug aus und gewährt gute Stützung. Zudem ist sie sehr bequem zu tragen. Ihr Preis ist 6 bis 9 Thaler.

3. Gymnastik.

„Das active Heilverfahren gegen die seitliche Rückgratsverkrümmung kann nur ein mechanisches sein, denn Dislocationen lassen sich eben nicht anders bekämpfen.“ Diese Worte, welche ich in der Einleitung zur Heilbehandlung der Skoliose schrieb, können auch als Motto für das vorliegende Kapitel dienen, denn sie charakterisiren die Art meiner Gymnastik. Die Muskeln, deren ich mich bei der Gymnastik bediene, sind nicht das Ziel, sondern die Mittel meines Verfahrens. Ich denke nicht daran, etwa vorausgesetzte „Retractions-“ oder „Relaxationszustände“ der Muskeln heben zu wollen; meine Aufgabe, wie ich mir sie stelle, ist auch bei der gymnastischen Behandlung der Skoliose: die dislocirten Skelettheile sollen repositionsfähig werden, und die Muskeln sollen Fähigkeit erlangen, diese Reposition auszuführen.

Doch setzt dieses Bestreben, bez. diese Leistung der Gymnastik eine ganz bestimmte Art derselben voraus, welche ich aber nie isolirt betreibe. Ich benutze nämlich die Gymnastik in zweierlei Richtung: zunächst und hauptsächlich als specifische, dann aber auch als erzieherische. Ich würde kürzer die eine als Heil-Gymnastik, die andere als Turnen bezeichnen, wenn man nicht gewöhnt wäre, einen so grossen Unterschied zwischen beiden zu machen, wie er in der Sache selbst nicht begründet ist. Es ist nämlich — einerseits durch die Einseitigkeit, zuweilen auch Anmassung der deutschen Begründer der schwedischen Heilgymnastik, andererseits durch die Kritiklosigkeit der gläubigen Laien — dahin gekommen, dass die Meisten, wenn sie von „Heilgymnastik“ hören, immer nur an die „schwedische Heilgymnastik“ denken, ohne zu ahnen, dass diese nur eine Methode der systematischen Bewegungskunde des menschlichen Körpers, aber nicht der Inbegriff der zu Heilzwecken betriebenen Gymnastik überhaupt ist.

Die gegen Skoliosen zur Verwendung kommende specifische Gymnastik hat einen mechanischen und einen dynamischen Zweck; mechanisch soll sie auf die gegenseitige Stellung und Verbindung gewisser Knochen einwirken, dynamisch Kräftigung und Willensunterthänigkeit gewisser Muskeln erzielen. Im letzten Ziel und Ausgang fällt der zweite Zweck mit dem ersten zusammen, so wie auch alle andern hier mitwirkenden Heilmittel zuletzt keine andere Aufgabe haben. Wenn man aber das Auge nicht gleich aufs Endziel richtet, sondern auf dem dahin gerichteten Weg ruhen lässt, so erkennt man leicht die hohe Bedeutung jener dynamischen Aufgabe. Ist ja doch auch der Gegenstand unserer Behandlung, der Körper, nicht eine todte Masse, sondern besitzt ausser den nur durch äussere Kräfte beweglichen Skelettheilen auch bewegende Organe, welche eben zur Bewegung jener bestimmt sind. Ich betrachte es als den Hauptfehler der früheren Behandlungs-Methode der Skoliose, dass sie es verschmähte, die eigne Muskelkraft des Pat. zur Heilung mit zu verwenden, und sich nur der äusseren mechanischen Einwirkung durch Maschinen bediente. In das entgegengesetzte Extrem gerieth Neumann, der erste Vertreter und Weiterbauer der schwedischen Gymnastik in Deutschland, indem er den Grund des Formfehlers in den Muskeln suchte und seine curative Thätigkeit in Methode und Ziel auf diese beschränkte.

Ich glaube, man hält die rechte Mitte zwischen beiden Extremen, wenn man sich der Gymnastik zur Mithilfe bedient, so weit es gilt, die betr. Skelettheile in den Stand zu setzen, dass sie einer bewegenden Kraft folgen können, und ferner durch sie — und hier bleibt sie das einzige Mittel — die Muskeln dazu fähig macht, dass sie eine bewegende Kraft ausüben können; wobei es sich für den Arzt natürlich nur um eine bestimmte Richtung dieser bewegenden Kraft: die zur Norm zurückführende, handelt. Sind die dislocirten Theile so weit beweglich, dass sie ganz oder einigermassen reponirt werden können, und ist Pat. im Stande, diese Reposition mit eigner Muskelkraft auszuführen, so hat der Arzt seine therapeutische Aufgabe in der Hauptsache erfüllt und fernerhin nur zu controliren und nachzuhelfen, während der Pat. nun die eigentlich heilende Thätigkeit auszuüben hat.

Ausserdem muss es das Bestreben des Orthopäden sein, seine Skoliotischen in ihrer Gesundheit möglichst zu kräftigen, denn jede Schwäche oder auch vorübergehende Schwächung des vegetativen Lebensprozesses befördert die Entstehung und Verschlimmerung von Verkrümmungen. Auch in diesem Bestreben, welches sich in der Regelung aller diätetischen Verhältnisse ausspricht, wird der Arzt durch eine richtige Gymnastik sehr wesentlich unterstützt. Aus einer wohlgeleiteten gymnastisch-orthopädischen Behandlung geht der Körper mit grösserer Lebens-Energie, Widerstandskraft und Leistungsfähigkeit hervor, während das frühere rein äusserlich-mechanische Verfahren ihn herunterbrachte und schwächte. Die gymnastische Behandlung der Verkrümmungen hat somit auch den grossen Vorzug, dass sie für die Zukunft einige Garantie gegen eine Wiederkehr oder neue Verschlimmerung des Formfehlers gewährt.

Die an dieser Stelle von mir durchgeführte Unterscheidung der mehrfachen Aufgaben, welche die Therapie der Skoliose zu erfüllen hat, lässt sich nicht mit derselben Schärfe auf die Praxis übertragen, indem die meisten Uebungen verschiednen Aufgaben zugleich dienen. Dagegen will ich der bessern Uebersicht halber eine andere Unterscheidung eintreten lassen und zunächst die hauptsächlichsten verwendbaren Turnübungen im Allgemeinen durchgehen und sodann die Modificationen derselben zu specifischen Zwecken für das Bereich der Skoliose angeben.

α. Allgemeines.

Seit langer Zeit wird bei Skoliosen jeder Form und jeden Grades als wichtiges Heilmittel der **Hang** betrachtet. In der That wirkt er unter allen Umständen dehnend auf die contrahirten und reponirend auf die dislocirten Theile, beides zunächst durch die Schwere des Unterkörpers. Doch sollen dabei auch die Muskeln des Rumpfes nicht unthätig bleiben; die Rückenstrecker und die Gesässmuskeln haben zu bewirken, dass die Haltung eine straffe, die Brust vorgewölbt, Kopf und Becken zurückgenommen werde; zugleich soll das für Hebung der Brustwände so günstige Verhältnis, in welchem sich die vom Thorax zu den Oberarmen verlaufenden Muskeln durch die feste Hochstreckhalte der Arme, also durch Entfernung und Fixirung der Muskelansätze befinden, durch Tiefathmen ausgenutzt werden.

Der Hang kann an verschiedenen Vorrichtungen, z. B. Reckstange, Schräg- oder wagrechter Leiter, Schwebe-Ringen, Hänge-Reck ausgeführt werden; doch ist es wünschenswerth, dass dieselben etwas mehr als Reichhöhe haben, damit der Körper frei hänge, ohne mit den Füssen, auch wenn sie gestreckt sind, den Boden zu berühren. Man kann zwar auch an tiefer, zwischen Reich- und Kopfhöhe befindlichen Hängevorrichtungen noch einen normalen Hang ausführen, indem man, ohne die Knie nach vorn rücken zu lassen, die Unterschenkel beugt; das ist aber für Anfänger nicht ganz leicht. Andrerseits soll die Griffstange, oder was sonst zum Hange dient, nicht viel höher, als in Reichhöhe sich befinden, damit beim Abgang vom Geräth kein bedeutender Tiefsprung erforderlich werde. Es muss zwar auch beim flachsten Sprung unbedingt darauf gehalten werden, dass er elastisch erfolge, d. h. auf die Fussspitzen und mit Einknicken der Knie mindestens bis Ober- und Unterschenkel einen rechten Winkel bilden; es pflegt aber auch bei eifrigen Kindern lange zu dauern, bis man sich auf eine stets correkte Ausführung des Absprungs verlassen kann; und doch ist die Stauchung der Wirbelsäule, wie sie bei hartem Absprung erfolgt, sorgfältig zu vermeiden.

Der Hang kann als ruhige Halte, oder mit passivem oder activem Schwung ausgeführt werden. Immer muss zuvor eine gute Haltung vorhanden sein, ehe zum Schwung übergegangen wird. Ein passender Uebergang ist das Steifschwingen, wobei der an Ringen oder Hänge-Reck straff Hangende durch fremde Hand in Schwung gebracht wird und während desselben seine Haltung unverändert beibehält. — Den activen Schwung giebt sich der Turnende selbst, am Reck durch Vorheben der Beine, an den Ringen und dem Hänge-Reck durch Abstoss mit den Füssen von dem Fussboden. Bei beiden Formen des Hangschwingens ist darauf zu halten, dass die Knie, besonders am Ende des Vor- wie des Rückschwunges, völlig gestreckt seien. Das beim Schwingen am festen Reck erforderliche Nachgreifen der Hände muss in dem Moment der Ruhe zwischen Rück- und Vorschwung, und zwar mit beiden Händen gleichzeitig erfolgen. Beim Schwingen an beweglichen Apparaten durch Abstossen mit den Füssen ist erforderlich, dass nach jedem Vor- und Rückschwunge die Schrittstellung der Beine gewechselt werde. Der Absprung, wo er nicht wegen stärkerer Skoliose ganz zu vermeiden ist, geschehe stets beim Beginn des Vorschwunges.

Eine Modification des Streckhanges, welche die Rumpf-Arm-

Muskeln in besonders starke Thätigkeit setzt, ist der Klimmhang. Zwar in seiner Vollendung, mit Beugung der Vorder-Arme bis zum rechten oder spitzen Winkel, ist derselbe bei Skoliotischen weniger verwendbar, nicht nur weil bei den meist jugendlichen Pat. die Kraft dazu nicht vorhanden zu sein pflegt, sondern besonders weil er am leichtesten mit vorzugsweiser Betheiligung der Brust-Arm-Muskeln, also mit nach vorn gerichteten Ellbogen ausgeführt wird, während es bei den Skoliotischen viel mehr auf Uebung der vom Rücken zu den Schulterblättern und Armen verlaufenden Muskeln ankommt. Dagegen enthält die Anfangsthätigkeit beim Klimmziehen; gleichsam der Versuch dazu, Alles, was im vorliegenden Fall gebraucht wird: nämlich Bethätigung der Rücken-Arm-Muskeln, besonders derjenigen, welche die Schultern ab- und rückwärts ziehen. Der Uebende hat, wenn er dieses „Anziehen im Streckhang"*) ausführen will, die Ellbogen möglichst nach aussen, nicht nach vorn zu richten und die Hauptanstrengung weniger in die Vorderarmbeuger — denn die Ellbogen sollen nur einen ganz stumpfen Winkel bilden, als vielmehr in die Rücken-Schultermuskeln zu legen, welche den Körper zwischen den Schultern emporheben sollen.

Die Wirkung des Hanges lässt sich steigern: 1) Durch die Centrifugalkraft beim Kreisschwingen am Rundlauf, wie er in den Turnhallen gebräuchlich ist; nur müssen, wenn er zu orthopädischen Zwecken dienen soll, die Speichen zum Anfassen der Hände nicht blos handbreit und daher für beide Hände gleichzeitig nur in verschiedener Höhe benutzbar sein, sondern die Länge einer Schulterbreite haben, damit beide Hände gleich hoch anfassen können. — 2) Durch Verbindung von Schwere und Muskelzug, welche dadurch sich erreichen lässt, dass man den Körper an einer Leitersprosse mit den Händen und in gleicher Höhe an einer um Körper- + Vorderarmlänge davon entfernten Sprosse einer andern Leiter mit den Füssen aufhängt, so dass er wagrecht, nur ein wenig gesenkt, durch die fest greifenden Hände und die im Fussgelenk energisch gebeugten Füsse schwebend erhalten wird („Schwimmhang"). Ich benutze dazu eine Schrägleiter, die an den Sprossen einer senkrechten Leiter mittels zweier Haken höher oder tiefer eingehängt werden kann. — 3) Durch die in der Richtung der Schwere wirkende Wurfkraft, wie sie beim „Beinstossen abwärts im Streckhang" zur Geltung kommt. Bei ruhigem Hang

*) Die von mir gebrauchten Bezeichnungen sind, wenn sie nicht zugleich allgemein üblich sind, mit Anführungszeichen eingeschlossen.

werden die Beine möglichst hoch emporgezogen und dann rasch und mit Kraft in der Richtung, die sie vorher im gestreckten Zustande hatten, gestreckt. Geschieht die Streckung zu weit vorwärts, so kommt der Körper in Schwung, was zu vermeiden ist. Die Füsse müssen fortwährend gebeugt gehalten werden, so dass beim Stossen nicht die Fussspitze, sondern die Sohle vorauskommt. — Dasselbe kann im Ellbogen- oder Armstütz oder auch im Schwung ausgeführt werden, letzteres nach der auf S. 80 gegebenen Vorschrift.

Eine ganz analoge Wichtigkeit hat der **Stützhang**, dem nur die seitlich dehnende Wirkung des Streckhangs auf den Thorax abgeht. Das bequemste und gebräuchlichste Geräth dazu ist der Barren. Es hat vielleicht nichts so sehr die Leistungs- und Fortbildungsfähigkeit und damit die Einbürgerung der schwedischen Gymnastik beeinträchtigt, als die Hartnäckigkeit, mit welcher sie den Barren verschmähte und bekämpfte.

Der Abstand der beiden Barrenholme darf die Beckenbreite nicht viel übertreffen. Bei nicht genügender Stützkraft der Arme, wie sie sich im jugendlichen Alter häufig findet, mögen die Ellbogen einen äusseren Beistand gegen das Einknicken erhalten. Vor allem muss erst eine normale, straffe Halte, wie die oben für den Hang beschriebene, hergestellt werden, bevor der Uebergang zum Schwung gestattet wird.

Der Schwung kann auch hier, wie im Hang, entweder steif oder mit Vor- und Rückschwingen der Beine ausgeführt werden; doch ist das Steifschwingen, weil nur durch die Kraft der Schulter- und Rückenmuskeln des Uebenden und nicht an einem schwingenden Geräth ausführbar, schwierig und erst bei höhern Stufen der Ausbildung verwendbar.

Die beste Stützübung für Anfänger ist das „Springen in den Stützhang“, weil es zwar die volle Bethätigung des menschlichen Stützapparates, aber keine Ausdauer verlangt. Nachdem die Hände die nicht über Hüfthöhe befindlichen Barrenholme ergriffen haben, erfolgt der Absprung mit den Beinen, worauf die stemmenden Arme den Körper zwischen sich emporzuheben haben, bis die seitlichen Nackenconturen die normalen, vom obern Ende des Halses nach aussen schräg abwärts verlaufenden Linien zeigen. Die Beine dürfen dabei nicht vorschwingen, sondern müssen straff zurückgestreckt bleiben. Sobald die normale Haltung hergestellt und einen Moment festgehalten worden ist, sinkt der Körper zwischen und hinter den Händen wieder herunter auf die bis zu tiefer Knickung nachgebenden Beine, die ihn dann von Neuem emporschnellen.

Von derselben Wirkung auf die Schultermuskeln, aber etwas schwieriger auszuführen ist das „Heben und Senken“ des Körpers im Stützhang zwischen den gestreckt bleibenden Armen.

Das Schwingen im Armstütz wird durch Hebung der gestreckten Beine eingeleitet und mit aufgerichtetem Kopfe und beim Vor- wie Rückschwung im Knie gestreckt bleibenden Beinen ausgeführt. Eine Erleichterung dabei gewinnen Anfänger dadurch, dass sie das Schwingen mit „beidholmigem Reitsitz“ verbinden; am Ende des Vorschwungs werden die Beine aus einander bewegt, „gegrätscht“, und jedes auf einen Holm auffallen gelassen. Die Unterschenkel sinken dabei herab, werden aber sofort wieder emporgeschnellt, damit die Beine über den Holmen wieder geschlossen werden und zurückschwingen können.

Eine bedeutende Erschwerung erleidet der Stützhang, wenn die Stützpunkte der Hände nicht fest, wie am Barren, sondern beweglich sind, wie an den Schwebe-Ringen. Es bedarf schon einiger Schulterkraft, um die Hände so fest an den Körper zu fesseln, dass sie nicht seitlich ausweichen. Die leichtere Form der Uebung ist die mit dem Griff von aussen nach innen, so dass der obere Theil des Ringes sich zwischen Vorderarm und Hüfte befindet; noch mehr Kraft verlangt das Festhalten beim Griff von innen nach aussen. Beim Stützschwingen in den Ringen ist — anders als am Barren — das Steifschwingen leichter, als das mit Heben und Zurückwerfen der Beine.

Der Stützhang hat nicht die seitlich erweiternde Wirkung auf den Thorax, wie der gut und mit Tiefathmen ausgeführte Streckhang; es ist vielmehr wahrscheinlich, dass die Brustwand durch die zum Herabziehen der Schulterblätter mit erforderliche Thätigkeit des vordern grossen Sägemuskels seitlich zusammengedrückt werde; andrerseits aber kommen die Rücken-Arm- und Schulter-Muskeln beim Stützhang, wenn der Körper dabei gut herausgehoben wird, zu vollständigerer und kräftigerer Zusammenziehung, als beim Streckhang, der ihre Endpunkte weiter von einander entfernt hält.

Der Knickstütz nimmt besonders die Brustmuskeln in Anspruch und ist zwar zur Kräftigung dieser und zur Erweiterung des Brustraums sehr werthvoll, aber zu speciellen Heilungszwecken bei Skoliose weniger verwendbar, auch für das Jugendalter meist zu schwer.

Andere Veränderungen des Stützhangs sind der „Vorderarmstützhang“, bei welchem die wagrecht gehaltenen Vorderarme, durch die Ringe gesteckt und nahe am Ellbogengelenk aufruhend, die Körperlast tragen. — Eine ähnliche Uebung ist der „Ellbogenstützhang“: bei demselben werden die Vorderarme in der Länge auf die Barrenholme aufgelegt, aber ein wenig von innen nach aussen gerichtet und durch die den Holm von aussen umfassende Hand fixirt, während die stützenden Oberarme senkrecht gestellt oder ein wenig nach vorn geneigt sind. — Endlich kann man den Körper auch von den wagrecht gehaltenen, aus- und ein wenig rückwärts gerichteten und auf die Barrenholme oder Ringe aufgelegten Oberarmen tragen lassen.

Hang und Stütz sind einer grossen Reihe von Modificationen fähig, wenn man den Körper nicht blos von Händen und Armen tragen lässt, sondern dazu auch andere Körpertheile gleichzeitig verwendet.

Dem freien Streckhang am nächsten steht der „Lehnhang“, wie man ihn nennen könnte, bei welchem der Rücken auf einer festen Unterlage aufruht. So der Hang an der Rückenleiter, einer mehr oder weniger schräg gestellten breiten Leiter, welche in der Mitte zwischen den Holmen ein Bret trägt, auf welchem Rücken und Becken beim Hang aufruhen. Die hervorragenden Theile des Rückens erleiden dabei einen um so grössern Druck, je mehr die Leiter geneigt ist, die Brust wird vorgewölbt, das Kreuz eingezogen (vorgebogen), und zwar um so mehr, je weniger ausgiebig die Beweglichkeit der Arme im Schultergelenk in der Richtung zur Hoch- oder zur Hochrückstreckhalte ist.

Als „Oberarmstützlehnhang“, gegenüber dem Strecklehnhang an der Rückenleiter, lässt sich der Hang an der Rückenschwinge bezeichnen, welcher bereits oben S. 78—80 beschrieben worden ist.

Die natürlichste Hilfsstützung des von den Armen im Hang oder Stütz getragenen Körpers gewähren die Beine, die dabei auf dem Fussboden oder auf Geräthen aufruhen können. So entsteht der „Stemmhang“ (z. B. Tiefbrusthang, S. 125) oder der „Stemmstütz“ (z. B. Vorstemmstütz, S. 125), wenn die Füsse mit der Sohle sich auf den Fussboden oder ein Geräth aufstemmen; der „Liegestütz“ (z. B. Rückliegestütz, S. 123 und Vorliegestütz, S. 126) oder „Liegehang“ (S. 125), wenn sie mit einer Kante oder dem Fussrücken aufliegen. Die Arme werden dabei um so mehr erleichtert, je mehr die Richtung der Körperaxe sich der Senkrechten nähert. — Alle diese Uebungen lassen einseitige Haltungen und Bewegungen der Extremitäten wie des Stammes in der manchfaltigsten Weise zu und sind daher bei Skoliosen vielfach verwendbar.

Die Hang- und Stützübungen, bei welchen also der Körper vom obern Ende des Rumpfes aus getragen wird, gestatten den übrigen Körpertheilen freie Bewegung nach allen Richtungen, und waren deshalb von den Anfängen unseres heutigen Turnens an auf den Turnplätzen die gebräuchlichsten und beliebtesten. Erst später, hauptsächlich durch Spiess, hat man gelernt, die Bewegungsmöglichkeiten des von den Füssen getragenen Körpers nach allen Richtungen hin auszubeuten und so die **Freiübungen** auf den gleichen Rang und Werth mit den Geräthübungen zu erheben. Sie nehmen weniger die Kraft, als vielmehr die Aufmerksamkeit in Anspruch und sind deshalb besonders für das Kindesalter verwendbar und bildend. Die Orthopädie kann zu ihren Heilzwecken nur von den einfacheren Formen der Freiübungen und zwar im Stand (Uebungen am Ort, im Gegensatz zu denen vom Ort) Gebrauch machen. Dieselben gewähren eine überaus reiche Auswahl und eignen sich, weil überall und ohne Geräthe ausführbar, vorzugsweise zu häuslichen Kuren, bedürfen aber, wenn sie nützen sollen, einer ganz correkten Ausführung.

Die Wirkung der meisten Freiübungen greift nicht tief ein; ihre Anwendung empfiehlt sich daher hauptsächlich für die Anfänge der Skoliose. Je ausschliesslicher aber die Kur auf sie beschränkt werden soll, um so nothwendiger ist es, dass die Pat. einige Wochen hindurch von kundiger Hand eingeübt werden, bevor sie mit dem weiteren Ueben sich selbst überlassen werden.

Der geringe Widerstand, welchen das Gewicht des zu bewegenden Gliedes der Muskelthätigkeit entgegensetzt, kann erhöht werden entweder durch Belastung des Gliedes, z. B. mit Hanteln, oder durch die in einer der Bewegung des Pat. entgegengesetzten Richtung eingreifende Muskelthätigkeit einer andern Person („Widerstandsbewegungen“ im engeren Sinne).

Im Stand können nicht nur Kopf, Rumpf oder Arme, sondern auch die Beine bewegt werden, diese aber, wenn sie bei der Bewegung den Boden verlassen, nur abwechselnd; sonst würde ein Sprung daraus.

Der Kopf kann um alle seine Horizontal-Axen gebeugt, um seine senkrechte Axe gedreht, und mit dieser um einen unterhalb seiner Basis befindlichen Punkt im Kreise herumbewegt werden, wobei seine ursprüngliche Vertikalaxe einen mit der Spitze abwärts gerichteten Kegel beschreibt. — Endlich kann der Kopf, ohne dass Drehung oder Beugung stattfindet, wagrecht verschoben werden, indem er in der Richtung seiner frontalen oder sagittalen Axe weiter bewegt wird. — Active (ohne fremde Mitwirkung ausgeführte) Bewegungen des Kopfes kommen bei der Therapie der Skoliose selten, meist nur beim Selbstrichten, zur Verwendung; häufiger passive (von fremder Hand, ohne Zuthun des Pat. ausgeführt) oder Widerstandsbewegungen.

Die Bewegungsmöglichkeiten des **Rumpfes** sind dieselben wie die des Kopfes. Da diese Bewegungen an oder mit den bei der Skoliose betheiligten Theilen ausgeführt werden, so spielen sie in der Therapie der Skoliose eine wichtige Rolle, und zwar in allen Formen, als Beugung, Drehung, Verschiebung, ferner in allen Ausführungsarten: activ, passiv und mit Widerstand oder Hilfe, und in vielerlei Verbindungen mit Haltungen oder Bewegungen der Extremitäten, auf deren Mitwirkung oft allein die Möglichkeit der Ausführung beruht.

Bei der „**Rumpfvorbeughalte**“ gleichen sich geringe seitliche Verkrümmungen und Axendrehungen der Wirbelsäule völlig aus, weil die auf's Aeusserste gespannten Bänder und Muskeln die Skelettheile in die kürzeste, also in eine senkrechte Ebene fallende Linie ziehen. Dies wird aber nur dann erreicht, wenn die Vorbeugung ganz, so weit sie möglich ist, und in den Wirbeln, nicht etwa mit steifer Wirbelsäule in den Hüftgelenken ausgeführt wird. Dass geschieht dann am sichersten, wenn dabei Kopf und Arme schlaff herabhängen, während die Knie gestreckt gehalten werden. Die **Rückbeugung**, welche vorzugsweise in den Lendenwirbeln geschieht und mit welcher allemal das Einathmen zu verbinden ist, ist bei Rückverkrümmung dieser angezeigt und wird durch Zurücknehmen der Schultern und Arme befördert. — Mit der **Seitbeugung** kann man zwar einer in entgegengesetzter Richtung vorhandenen Seitverkrümmung direkt entgegenwirken, jedoch nur wenn diese geringen Grades und die Wirbelsäule noch voll beweglich ist; bei stärkern und schon fester gewordenen Verkrümmungen würde eine rein active Beugung in entgegengesetzter Richtung, wenn sie überhaupt noch möglich ist, in einer benachbarten Gegend der Wirbelsäule erfolgen und das verkrümmte Stück derselben unberührt lassen. Dann muss dieses Stück besonders fixirt oder womöglich entgegengedrückt werden. — **Drehung** und **seitliche Verschiebung** des Rumpfes ist in ähnlicher Weise beschränkt und eventuell durch äussere Kräfte oder Vorrichtungen zu unterstützen.

Das Einathmen geschieht am besten bei Rückbeugung des Rumpfes, niemals bei Vorbeugung.

Die Wirbelsäule kann aber nicht nur mit gleichzeitiger und gleichgerichteter Betheiligung aller Wirbel, sondern auch in einzelnen Strecken bewegt werden. Solche partielle Bewegungen sind allerdings den Meisten ohne besondere Vor- und Einübung nicht möglich, aber zur Heilung partieller Skoliosen unentbehrlich und müssen daher in das Bereich der Leistungsfähigkeit des Pat. gebracht werden. Die erste Vorbereitung dazu geben die Manipulationen, deren Hauptformen bereits oben geschildert sind. Eine weitere Vorübung ist das durch den Pat. ausgeführte Festhalten einer ihm durch fremde Hand gegebenen Haltung. Die dazu erforderlichen Manipulationen sind ebenfalls oben in dem Kapitel „Richten“ bereits beschrieben worden. Hat der Pat. seine Rumpfmuskeln einigermassen in der Gewalt, so kann man ihn in seiner eigenen Richtungs-Thätigkeit durch leises Markiren oder Schieben mit dem Finger oder der Hand unterstützen („Hilfsbewegung“), bis er endlich im Stande ist, die Geraderichtung der einzelnen Theile der Wirbelsäule ganz allein zu bewirken. Auch darauf aber muss Pat. zuletzt noch besonders eingeübt werden; man controlirt die Bewegungen am entblössten Rücken und lässt sie anfangs nicht gleichzeitig, sondern in Tempi, nach einander, ausführen. Häufig hat man dabei ein Uebermass abzuwehren, durch welches möglicherweise der Erfolg übertrieben, jedenfalls die Muskelkraft zu schnell verbraucht wird; man muss es dahin zu bringen suchen, dass Pat. durch möglichst geringen Kraftaufwand, nur durch ein leises Zucken, sich in die richtige Haltung bringt und so zu längerem Festhalten dieser, wie zu häufiger und sicherer Rückkehr in dieselbe fähig wird. Freilich wird der nöthige Kraftaufwand um so grösser, die Ausdauer in der angenommenen Haltung um so geringer, und äussere Unterstützung um so unentbehrlicher werden, je weiter die Skoliose vorgeschritten ist.

Die Uebungen der Extremitäten, so reiche Auswahl sie bieten, spielen in der Skoliose doch nur eine secundäre Rolle; der Grund ihrer Benutzung ist hier eigentlich nur die statische und Muskelverbindung, in welcher die Glieder mit den Theilen des Rumpfes stehen, von welchen sie ausgehen. Doch müssen die Grundübungen hier berührt werden, besonders weil die Stellungen der Glieder, zu denen sie führen, vielfach als Ausgangs- und Hilfshalten benutzt werden.

Der Arm hat im Schultergelenk eine völlig freie Beweglichkeit nach allen Richtungen, die nur nach hinten eine frühere Hemmung erfährt, als nach den andern Richtungen. Ausserdem ist er um seine Längsaxe in einem Halbkreis drehbar. Hiervon zu unterscheiden ist die Drehbarkeit der Hand in Pronations- und Supinationsstellung, welche von der Drehung des Radius um die Ulna bewirkt wird. Durch diese doppelte Drehbarkeit — einmal im Oberarm, sodann im Vorderarm — kann die Hand nach allen vier Richtungen eingestellt werden. Die Pronationshalte, bei welcher die vorgestreckte Hand den Handrücken nach oben, den Daumen nach innen gewendet zeigt, heisst Risthalte. Die Supinationshalte, Daumen aus-, Handrücken abwärts gerichtet, Kammhalte, die durch Drehung des Oberarms verstärkte Pronationshalte, bei welcher der Daumen nach unten, der Handrücken nach innen gerichtet ist, Ellhalte; die Halte endlich, welche die Mitte zwischen Pro- und Supination einnimmt und darum als natürliche Handhaltung bezeichnet werden könnte, Daumen auf-, Handrücken auswärts gewendet, ist die Speichhalte. Bezüglich der Hände kommt es in unserm Falle nur darauf an, ob sie im Handgelenk gebeugt oder gestreckt sind.

Bei der Bezeichnung der Armhaltungen, so weit wir deren in kurzem Wort haben, kommt immer die Gesammtheit des Armes in Betracht. Die Haltung des gestreckten Armes senkrecht abwärts, also die natürliche Haltung beim stehenden Menschen, nenne ich „Senkhalte“; die Seit-, Vor- und Hochstreckhalte der Turnplätze pflege ich kürzer „Klafter-, Wag- und Streckhalte“ zu nennen. Die von der Senkhalte aus parallel rückwärts gehobenen Arme stehen in „Rückgriffhalte“. Die Stellung, welche die Arme beim Emporziehen des Körpers im Hang einnehmen, beim Klimmziehen, heisst, auch ohne dass ein solcher Aufzug erfolgt, „Klimmhalte“, die beim Knickstütz vorkommende Stellung in analoger Weise „Knickhalte“.

Bei der grossen Beweglichkeit von Arm und Hand ist es hier sehr am Platze, an die Turnregel zu erinnern, dass alle „Mitbewegungen“ von Gliedtheilen, welche bei der Uebung oder Halte nichts zu thun haben, zu vermeiden sind. Dahin gehören besonders Drehung des Vorderarms und Beugung der Hand bei Bewegungen des Kopfes oder gar des Rumpfes bei Armübungen.

Von den Armübungen kommen für die Orthopädie der Skoliose nur die im Schultergelenk allein oder in diesem und dem Ellbogengelenk zugleich auszuführenden in Betracht, während die des Handgelenks und der Fingergelenke dabei keine oder blos secundäre Bedeutung haben.

Die gestreckten Arme können, von Zwischenstufen abgesehen, vor- oder seitwärts gehoben, oder im Uebergang aus einer Halte in die andere in gegebener Höhe fortbewegt oder kegelförmig herumgeführt werden. Das Heben geschieht am natürlichsten mit Speichhalte der Hände, doch ziehe ich beim „Armheben seitwärts“ die Kammhalte (Handrücken nach hinten gewendet) vor, weil dann die Arme leichter gestreckt erhalten werden. Bei Skoliotischen benutze ich das beidseitige Armheben theils als Vor-, theils als Athmungsübung (Einathmung beim Heben). Einseitig kann es zu partieller Seitenbiegung der Wirbelsäule oder, besonders mit Belastung, zu seitlicher Verschiebung des Thorax benutzt werden. — Das „Arme aus einander schlagen“, nachdem dieselben bis zur Augenhöhe vorgehoben sind (wagrechte Bewegung ohne Heben unterwegs, ohne Senken bei der Ankunft in Klafterhalte; Einathmen beim Zurückführen!) ist eine treffliche Uebung der Schulter- und Rückenmuskeln, orthopädisch ausserdem auch durch einseitige Belastung verwendbar. Ebenso Günstiges lässt sich vom Armkreisen sagen, welches in zweierlei Richtung, vorn in Schulterbreite aufwärts und durch die Streckhalte möglichst weit hinten abwärts — oder umgekehrt, ausgeführt werden kann. Anfänger pflegen, wenn sie vorn aufwärts gehen, die Hände aus Speich- (Daumen vorn) in Risthalte (Daumen innen) zu drehen; es soll aber während der ganzen Bewegung die Speichhalte beibehalten, also der Daumen nach vorn gewendet bleiben. — Die Arme abwechselnd in Knickhalte anziehen und strecken heisst, wenn jede dieser Bewegungen plötzlich, blitzartig erfolgt, Armstossen. Es kann aus-, vor-, ab-, und schräg ab- und rückwärts ausgeführt werden. Das Armstossen abwärts ist bei der Skoliose zu vermeiden wegen der damit verbundenen Stauchung der Wirbelsäule; aus demselben Grunde ist bei Armstossen aufwärts das Anziehen der Arme langsam auszuführen. Am meisten ist Armstossen auswärts und vorwärts zu verwerthen. Bei beiden Uebungen ist darauf zu sehen, dass die Ellbogen möglichst weit hinter gezogen werden und die — am besten zur Faust geballten — Hände im Handgelenk gestreckt bleiben. Bei der Streckung müssen die Hände die gerade Richtung nach dem Endpunkte beibehalten und nach derselben, wie nach dem Anreissen, in kurzer Ruhe bleiben. Das Armstossen auswärts ist besonders bei vorhangenden Schultern zu verwenden, weil es die Schultern beweglich macht und die Muskeln übt, welche die Schultern zurückzuziehen haben. Das Armstossen vorwärts hat ähnliche Wirkung in vermindertem Grade, ist aber ausserdem zur Verstärkung des Einflusses der Rumpfvor- und -rückbeughalte brauchbar. Während der Rumpf so weit vorgebeugt wird, bis seine Sehne $1\frac{1}{2}$ rechten Winkel mit den Beinen bildet, bleiben die Arme angezogen; erst nach Beendigung der Rumpfbewegung stösst man jene schräg abwärts vor, hält sie nun aber in unverändertem rechten Winkel mit dem Körper gestreckt, bis dieser in der Rückbeughalte angekommen ist; während er darin verharrt, werden die Arme zurückgerissen. Die Ausathmung kann — aber muss nicht — mit dem Vorstoss geschehen; jedenfalls hat sie mit dem Wechsel der Bewegung Schritt zu halten.

Man kann auch die Oberarme in Wag- oder Klafterhalte mit den Schultermuskeln fixirt halten und die Unterarme allein sich bewegen lassen. Solches ruckweises Beugen und Strecken der Vorderarme bis zur Grenze der Bewegung heisst „Armschnellen" und hat für den uns vorliegenden Zweck nur um der Schultermuskeln willen Bedeutung, welche den Oberarm in gewisser Richtung einzustellen und gegen den von den Vorderarmen ausgehenden Ruck zu fixiren haben. Gebräuchliche Formen sind in Waghalte Armschnellen aufwärts (Bewegung der Vorderarme in senkrecht aufgerichtetem Halbkreis); in Klafterhalte Armschnellen aufwärts, oder vorwärts, oder — für Geübtere — abwärts. Die Hand steht beim Armschnellen aufwärts in Speichhalte, bei dem vorwärts in Risthalte und darf auch am Ende der Vorderarmbeugung nicht in Risthalte oder umgekehrt gedreht oder im Handgelenk gebeugt werden.

Eine weitere Reihe von Armübungen lässt sich mit Hilfe eines Stabes ausführen (Stabübungen). Die gebräuchlichsten sind: Stabkreisen und Stabschultern. Beim Stabkreisen wird der Stab von den Händen in Ristgriff so breit gefasst, dass er eben noch über den Kopf geführt werden kann, ohne an diesen anzustossen, und dann abwechselnd vor- und rückwärts über den Kopf und so weit abwärts bewegt, bis er an der Vorder- oder Rückseite des Beckens anliegt. Die Hände müssen gleichzeitig und in gleich grossem Kreisbogen bewegt, die Ellbogen durchaus gestreckt gehalten werden. — Beim Stabschultern wird der in reichlicher Schulterbreite gefasste Stab abwechselnd bis zur Streckhalte der Arme gehoben und durch Beugen der letztern so weit hinter dem Kopfe gesenkt, bis er die Schulterblätter berührt. Der Stab muss immer wagrecht gehalten werden, der Kopf darf dem Stab nicht durch Vorneigung ausweichen. — Auch kann man den geschulterten Stab mit möglichst nahe an die Schultern gerückten

Händen festhalten und das Kind so marschiren lassen (Gehen mit geschultertem Stab). Diese Uebung ist bei hockiger Haltung viel nützlicher, als das beliebte Tragen des den Rücken überquerenden Stabes in den Ellbeugen, was durchaus keine Verbesserung der Rücken- und Schulterhaltung zur nothwendigen Folge hat.

Von den Armbewegungen hat man in Betrachtung und Ausführung die Schulterbewegungen getrennt zu halten. Man kann die Schultern auf- und abwärts, vor- und rückwärts ziehen, auch kreisen lassen. Es ist wichtig, dass ein Skoliotischer die Schultern jede einzeln und ohne den Rumpf auf die Seite zu neigen, herab- oder zurückziehen lerne. Eine gute Vorübung dazu ist: „Arme zurückdrücken“ („Hände hinten geschlossen“; Schreber's Zimmergymnastik, Fig. 7). Die durch Falten der Hände auf dem Rücken vereinigten Arme werden gestreckt und dann die Oberarme zurückgedreht, so dass die Ellbogen gegen einander gewendet werden; gleichzeitig werden die Schulterblätter — nöthigenfalls anfangs mit Hilfe — einander genähert und herabgezogen, eventuell eins mehr als das andere, bis beide Schulterblattspitzen gleich hoch stehen. Nach kurzem Festhalten in dieser Weise werden die gefaltet bleibenden Hände locker bis Taillenhöhe gehoben, um alle Spannung in den Schultermuskeln zu beseitigen, worauf die Uebung von Neuem beginnt. Als Fehler zu vermeiden ist, dass beim Strecken der Arme der Körper zurück-, beim Heben der Hände vorgebeugt werde, sowie dass gleichzeitig mit den Händen auch die Schultern emporgehoben werden. Beim Heben wird ein-, beim Strecken ausgeathmet, letzteres möglichst lange. — Soll eine Schulter allein herabgezogen werden, so geschieht das am besten mit Widerstand, damit fortwährend nur die herabziehenden Muskeln in Thätigkeit bleiben („Armziehen abwärts mit W. und aufwärts ziehen lassen mit W.“). Der Widerstand geht abwechselnd von der assistirenden Person und vom Uebenden aus; letzterer, der dabei von einer dritten Person an Schulter und anderer Seite gut fixirt wird, hat den Zug sowohl als den nachlassenden Widerstand möglichst in die Schulter, weniger in den Arm selbst zu legen. Näheres s. unten auf S. 129. — Die feineren Bewegungen der Schulterblätter, wie sie zum Selbstrichten nothwendig sind, übt man am besten dem Skoliotischen besonders ein, sobald er überhaupt einige Herrschaft über seine Rückenmuskeln erlangt hat (s. oben S. 112).

Die Beine kommen bei den Frei- wie Geräthübungen nur wegen ihren nahen Beziehungen zum Becken, als Angriffspunkt für dieses und mit ihm auf die untere Strecke des Rückgrats in Betracht. Auch wo eine Einwirkung auf diese Strecke nicht angezeigt ist, wird man doch Uebungen der Beine aus allgemeinen Rücksichten in keiner Uebungsreihe ganz fehlen lassen; jedoch sind es in einer Abhandlung über Therapie der Skoliose nur wenige Punkte, welche in Bezug auf Beinübungen der Erwähnung bedürfen.

Im Hüftgelenk sind ebenso alle Bewegungen frei, wie im Schultergelenk, aber in weit geringerer Ausdehnung. Die Bewegungen der gestreckten Beine — aber nicht beider zugleich in derselben Richtung — nach vorn oder hinten nennen wir Spreizen, die nach der Seite Grätschen; werden dagegen beide Beine zugleich vorwärts oder nach einer Seite bewegt, so sprechen wir von „Beinheben". Das Beinspreizen geschieht, wenn das Standbein nach der Regel im Knie gestreckt gehalten wird, nur im Hüftgelenk, während beim Heben beider Beine zusammen vorwärts sich auch das Becken durch Drehung um seine Queraxe vorn aufwärts, also mit Verringerung seiner Neigung gegen den Horizont, betheiligt. Diese Drehung geschieht unter Rückwölbung der Lendenwirbel hauptsächlich durch die Bauchmuskeln. Der Grund dieser Thatsache liegt in dem Umstande, dass verschiedene Muskeln auf der Rückseite der Beine sich über zwei Gelenke erstrecken; wenn diese Muskeln stark gedehnt werden, so suchen sie zunächst durch Beugung der Knie das Mass jener Dehnung einerseits zu verringern, um andrerseits genügend nachgeben zu können; wird die Kniebeugung durch die Streckmuskeln verhindert, so wird nothwendig das Becken hinten abwärts gezogen.

Das Knieheben hingegen, also mit Beugung der Unterschenkel, kann bis zu einem gewissen Grade ohne alle Drehung des Beckens ausgeführt werden und bewirkt eine Beckenerhebung erst in seiner höchsten Steigerung.

Wie das Beinheben im Hang oder Stütz zur Aufrichtung des Beckens verwandt werden kann, so dient das Niederlassen zur Hocke in einer gewissen Form der Ausführung zur Verstärkung der Beckenneigung mit Vorwölbung der Lendenwirbel. Diese Ausführung geschieht im Stand, die Hände im Hüftstütz, und unterscheidet sich von dem Niederkauern, bei welchem die ganze Fussohle mit der Erde in Berührung bleibt, dadurch, dass der Körper nur auf den Fussspitzen ruht und dass beim Niedersinken zuerst die Kniegelenke, erst später die Schenkelbeugen in Beugung kommen, während der Rumpf seine senkrechte Haltung bewahrt. Ist der Körper in der Hocke angekommen, so befinden sich die

Knie etwas tiefer, als die Hüftgelenke, und das Becken senkrecht über den erhobenen Fersen. Auch beim Aufrichten darf das Becken nicht zurückgeschoben werden.

Den Uebungen im Stand sind diejenigen im Sitz analog; doch ist diese Haltung mehr zur Vornahme von Manipulationen oder Widerstandsbewegungen, als zu reinen Freiübungen verwendbar.

Einen selbständigen Rang hingegen nehmen die Uebungen im Liegen ein. Der Körper kann mit seiner vorderen oder hinteren oder einer seiner Seitenflächen und zwar ganz oder theilweise, auf ganz wagrechter oder zum Theil schräg ansteigender Fläche aufliegen.

Die Bauchmuskeln werden in keiner andern Weise so sicher und so kräftig in Anspruch genommen, als durch „Aufrichten in der Rückenlage“, und zwar in völlig wagrechter. Ungeübte wollen gewöhnlich die Oberschenkelbeuger dazu verwenden; da indess die Beine ein geringeres Gewicht haben, als der Rumpf mit Kopf und Armen, so ist der Erfolg solcher Bemühung, dass die Beine gehoben werden, der Rumpf aber unbewegt liegen bleibt. Das mit dem Rumpfe zu hebende Gewicht kann verändert werden durch die Stellung der Arme. Am leichtesten lässt sich die Uebung ausführen, wenn die Arme über der Vorderfläche des Rumpfes parallel mit derselben gestreckt gehalten werden; sie wird um so schwieriger, je weiter das Gewicht der Arme nach oben rückt, indem sie über der Brust verschränkt oder in Eckhalte (Hände an den Kopf gelegt) oder in Streckhalte gebracht werden.

Wenn der Körper blos halb aufliegt, mit der hintern Seite der Beine und einem Theile des Beckens, der Oberkörper aber, während die Beine durch fremde Hand fixirt werden, sich durch eigne Kraft wagrecht schwebend erhält oder sich von der Sitzhalte aus in wagrechte Stellung sinken lässt und wieder aufrichtet („Schwebe aufwärts“), so sieht die Uebung beinahe so aus, wie „Aufrichten in der Rückenlage“, und ist doch eine wesentlich andere. Waren hier die Bauchmuskeln die Hauptarbeiter, so sind es bei der „Schwebe aufwärts“ die Oberschenkelbeuger. Daher ist jene Uebung nützlich bei Vorverbiegung der Lendenwirbel (auch Beckenlordose genannt), diese bei Rückverbiegung derselben.

Die „Schwebe abwärts“, bei welcher die Beine mit der vorderen Seite und das Becken mit der Symphyse aufliegt, kommt hauptsächlich unter der Thätigkeit der Oberschenkel- und Rückenstrecker zu Stande. Die Uebung ist vielfach, hauptsächlich bei Rückverbiegung der Lendenwirbel, überhaupt bei hockiger Haltung, vorgesunkenen Schultern, auch bei Seitenverbiegungen geringen Grades verwendbar. Ich lasse sie so ausführen: der Uebende kniet auf einem hochgelegenen Polster, mit den Knien um die Länge der Oberschenkel vom schmalen Rande entfernt, stützt sich dann auf eine vor ihm stehende Person und lässt sich, während diese durch Zurücktreten Platz macht, auf die Oberschenkel niedersinken. Nachdem er dabei die Füsse gebeugt und auswärts gedreht hat, werden dieselben durch eine andere Person mit dem eignen Körpergewicht, indem sie sich auf die Waden des Uebenden setzt, oder mit den am untern Ende der Waden aufgedrückten Händen fixirt. Der Uebende nimmt nun seine Hände, mit denen er sich bisher gehalten hatte, zurück und faltet sie unter Streckung und Rückdrehung der Arme (wie bei „Arme zurückdrücken", S. 116), während der Oberkörper aus der wagrechten Haltung etwas emporgehoben und frei getragen wird. Hierbei ist darauf zu sehen, dass die Haltung völlig gleichseitig, der Kopf in der Verlängerung der Rumpfaxe befindlich, also nicht rückgebeugt sei und die Athmung nicht unterdrückt werde. Durch neues Aufstützen der Hände und Rückkehr in den Kniestand wird die Uebung beendet. — Die Uebung kann auch auf dem Fussboden auf einem Polster oder einem Teppich ausgeführt werden, indem der Uebende sich zunächst auf die Vorderfläche des Körpers flach hinlegt und nach Fixirung der Beine den Oberkörper aufrichtet.

Das seitliche Aufliegen benutze ich nur, um mit dem erhöhten Rand des Polsters einen Druck auf einen hervorragenden Seitentheil des Thorax auszuüben, welcher durch die Last der betreffenden Körpergegend aufgedrückt wird. Schwebe seitwärts, bei welcher der Körper auf einer Hüfte und der Aussenfläche eines Beins aufliegen und der Oberkörper wagrecht schwebend getragen werden müsste, ist in richtiger Ausführung zu schwer und ergiebt faktisch entweder eine falsche Biegung der Wirbelsäule oder die Verwendung falscher Muskeln. Man erreicht den beabsichtigten Zweck besser durch Seitenhang, Seitenstemmhang oder Seitliegestütz (s. unten).

Die vorstehende, wahrscheinlich für den etwaigen Leser wie für den Schreiber gleich ermüdende Abhandlung aus dem Gebiete der Turnkunst war gleichwohl nothwendig, wenn bei Angabe der einzelnen Uebungen endlose Wiederholungen vermieden werden sollten; denn was wir gegen die Skoliose aus dem Bereiche der Gymnastik verwenden, ist ja aus den gewöhnlichen Turnübungen abgeleitet; anders als bei den Franzosen, die für einseitige Uebungen gern einseitige Geräthe erfinden.

β. Specifisches.

Meine weitere Aufgabe ist die Anleitung zur Anwendung der hier geschilderten Uebungen auf die einzelnen Formen der Skoliose, sowie die Bezeichnungen der Modificationen, welche denselben dabei zu geben sind.

Die Muskelgruppen, welche bei der specifisch-gymnastischen Therapie der Skoliose (s. S. 102) hauptsächlich verwendet werden, sind zunächst diejenigen, welche das Schulterblatt und den Oberarm mit dem Thorax verbinden, und ausserdem die gesammten Rumpfmuskeln. In secundärer Reihe dienen die der Extremitäten.

Es wäre aber ein unzweckmässiges Verfahren, wenn ich bei der Gruppirung des vorliegenden Materials diese anatomische Eintheilung beibehalten wollte. Wie im Leben die Wahl der richtigen Muskeln zur Ausführung einer beabsichtigten Bewegung unbewusst erfolgt und blos ein Resultat der wiederholten Erfahrung ist, so können wir auch im Turnsaal bei der Einübung unserer Patienten nur vom Erfolge der Muskelthätigkeit ausgehen und die Verwendung der Muskeln, deren Bethätigung wir wünschen, nur aus der grössern oder geringern Vollkommenheit des Gelingens controliren. Und selbst für uns Therapeuten ist eine darauf gerichtete Controle nicht allemal erforderlich, denn oft kommt es auch uns nur auf den Effekt einer Muskel-Contraktion, auf eine gewisse Haltung oder Bewegung an, und nicht auf die Erregung der motorischen Kräfte um ihrer selbst willen.

Schon aus diesem praktischen Grunde glaube ich es rechtfertigen zu können, wenn ich statt der anatomischen eine ontologische Ordnung verfolge und hier wieder an die Skoliosenformen anknüpfe, welche ich im ersten Abschnitt beschrieben habe.

Die Vorverbiegung der Brustwirbelsäule würde am natürlichsten bekämpft werden durch Vorbeugen des Rumpfes (s. S. 111), wenn nicht der Umstand zu berücksichtigen wäre, dass der genannte Formfehler in der Regel mit Rückverbiegung der Lendenwirbel verbunden ist, welche in der Vorbeughalte des Rumpfes noch verstärkt werden würde. Diese kann daher nur in solchen Fällen therapeutisch verwendet werden, wo nicht eine eigentliche Vorverbiegung, sondern blos eine mässige Abflachung der Brustwirbelsäule, und dem entsprechend in den Lendenwirbeln keine Wölbung, sondern nur ein deutlicheres Hervortreten vorhanden ist, die ganze Wirbelsäule also den geradlinigen Verlauf des Säuglingsalters beibehalten hat. — Bei dieser Rumpfbeughalte kann die Concavität abwärts, vorwärts oder aufwärts gerichtet sein: abwärts im Stand, indem der Rumpf bei schlaff hängenden Armen und steif gehaltenen Knien unter allmäligem Zurückschieben des Beckens möglichst weit vorn übersinkt; vorwärts z. B. an der Schrägleiter; nachdem die Hände eine Sprosse oder die Holme der Leiter von der Rückseite erfasst haben, werden die Füsse um höchstens Rumpflänge von den Händen entfernt auf eine tiefere Sprosse gesetzt und die Knie gestreckt gehalten, während der Rumpf so weit herabsinkt, bis die Arme und Beine, erstere haltend, letztere stemmend, wagrecht verlaufen („Bogenstemmhang"). Bei höher gehaltenem Rumpf ist mehr die obere Partie der Wirbelsäule ausgebogen. — Der „Bogenhang aufwärts" endlich kann in der Weise gemacht werden, dass die Hände in Schulterbreite mit Ristgriff einen Barrenholm von aussen fassen, und die Unterschenkel sich an die Innenseite des andern Holms anlegen, während der Rumpf zwischen beiden Holmen unten hängt.

Wo es darauf ankommt, eine Rückwölbung des mittlern Theils der Wirbelsäule ohne alle gleichartige Betheiligung der Lendenwirbel zu bewirken, da kann man durch schwere Belastung des Schultergürtels zum Ziele kommen. Wenn man einen schweren Kugelstab quer über den Kopf emporstemmen lässt, so wölbt sich die Wirbelsäule zwischen den Schulterblättern nach hinten und gleichzeitig in den Lenden- und untersten Brustwirbeln nach vorn, indem das Becken sich neigt. Beide Biegungen treten noch mehr hervor, wenn man den Schwerpunkt der Last nach vorn verlegt; doch erfordert das Tragen eines Gewichts in Vorstreckhalte einen weit grössern Kraftaufwand, als in Hochstreckhalte.

Eine Behandlung der Vorverbiegung der Lendenwirbel in Folge abnorm gesteigerter Beckenneigung (S. 2) würde da keinen Zweck haben, wo in Folge von Coxitis, eventuell mit Luxation, das Oberschenkelbein fest mit dem Becken verwachsen ist. Liegt aber eine nachgiebige Contraktur vor, so lässt sich von passiven und activen Streckungen des Oberschenkels und von Uebungen der Bauchmuskeln allmälig Besserung erwarten. Mit den letztern lässt sich auch da ein günstiger Einfluss erzielen, wo in Folge von angeborener Hüftverrenkung das Gleichgewicht des Beckens gestört und dieses vorn niedergesunken ist. — Als Uebungen für die Bauchmuskeln sind hauptsächlich Spiraldrehungen und Vorbeugungen des Rumpfes zu bezeichnen, doch nur unter gewissen Einschränkungen. Wer nämlich eine Spiraldrehung des Rumpfes im Stand ausführen will, bedarf eines ziemlichen Grades von Uebung und Selbstbeherrschung, damit die Bewegung in der Wirbelsäule und nicht in den Hüftgelenken ausgeführt wird. Es muss daher das Becken fixirt werden, was am bequemsten im Reitsitz auf einer schmalen Bank geschieht. — Auch das Rumpfbeugen vorwärts nimmt die Bauchmuskeln nur unter gewissen Bedingungen in Anspruch. Wird es im Stande ausgeführt, so haben die Bauchmuskeln gar nichts dabei zu thun; das Vorsinken des Rumpfes erfolgt durch die Schwere, während die Rücken- und die Gesässmuskeln eine nachlassende Thätigkeit ausüben; gleichzeitig wird behufs Erhaltung des Gleichgewichts des Becken durch Anspannung der Wadenmuskeln rückwärts geschoben. — Bei Bewegung der Beine gegen den Rumpf kommen die Bauchmuskeln zunächst ebenfalls nicht in Mitthätigkeit. Lässt man im freien Hang oder Stütz (z. B. am Reck oder Barren) oder im Lehnhang (an der Rückenleiter) die gestreckten oder im Knie gebeugten Beine heben, so geschieht dies zunächst durch die Oberschenkelbeuger. Erst dann, wenn die Beugung einen gewissen Grad übersteigt und die durch die Schenkelbeuger am Becken fixirten Beine durch Hebung der vordern Beckenhälfte noch höher bewegt werden: erst dann kommen die Bauchmuskeln in Thätigkeit. Diesen Zeitpunkt erkennt man an der dann eintretenden Wölbung der Lendenwirbel. Anfänger aber bringen es nicht so weit, weil die Bauchmuskeln nur nach längerer systematischer Uebung zu willkürlicher kräftiger Contraktion fähig werden. Daher ist das Beinheben im Hang oder Stütz als Uebung für die Bauchmuskeln nur bei Geübten verwendbar.

Bei Anfängern am zweckmässigsten ist das Rumpfaufrichten in der Rückenlage (s. S. 118). Der auf dem Fussboden oder einem wagrechten Polster ausgestreckt Liegende hat sich zum Sitz zu erheben, ohne dass die Beine ihre Unterlage verlassen. Anfangs sucht der Uebende auch diese Bewegung mit den Oberschenkelbeugern auszuführen, was Erhebung der Beine und Liegenbleiben des Rumpfes zur Folge hat. Wenn aber der Uebende seine Arme, die nöthigenfalls auch noch durch Hanteln belastet werden können, über dem Körper vorstreckt und so mehr Gewicht nach unten bringt, oder wenn er durch leise Fixirung der Fussspitzen einige

Unterstützung erhält, so bringt er es bald dahin, die Uebung ohne Hilfsmittel ausführen und allmälig durch Hebung der Arme an die Brust, an und über den Kopf auch noch erschweren zu können.

Wenn in Folge von Kyphose der Brustwirbel eine Vorverbiegung des untern Theils der Wirbelsäule vorhanden ist, so ist ebenfalls Rumpfbeugen, besonders mit Hilfe der Bauchmuskeln, angezeigt. Betrifft die Vorverbiegung die mittlere und obere Rückengegend, so ist Bogenstemmhang (s. o. S. 121) mit etwas hochgehaltenem Rumpf am Platze.

Bei Rückverbiegung der ganzen Wirbelsäule (S. 2) kommt es vor Allem auf Uebung der Längsmuskeln des Rückens an. Dieselbe erfolgt z. B. durch den Rückliegestütz, bei welchem der Körper von den rückwärts auf den Fussboden oder die Barrenholme gestützten Händen und von den auf dem Fussboden mit den Fersen oder auf den Barrenholmen mit dem äussern Fussrand aufruhenden Füssen getragen wird, welche dabei gebeugt gehalten werden. Arme und Beine müssen dabei völlig gestreckt sein und der Rumpf einen Bogen nach oben beschreiben. Der Kopf darf weder vorgebeugt werden, noch schlaff rückwärts hinabhängen. — Aehnlich wirkt die „Schwebe abwärts“, welche auf S. 118 und 119 beschrieben worden ist. — Ferner sind die Muskeln, welche die Schultern zurückziehen, fleissig zu üben. Endlich muss Patient häufig gerichtet und zum Selbstrichten angehalten werden, wobei auch der Kopf durch Zurückschieben in aufrechte Stellung zu bringen ist.

Die Kur der Rückverbiegung der Lendenwirbel (S. 3) fällt zum Theil zusammen mit der der Vorverbiegung der Brustwirbel (S. 2), indem die Belastung des Schultergürtels nicht nur die obern Brustwirbel nach hinten, sondern auch zugleich die Lendenwirbel nach vorn wölbt. Eine ähnliche Wirkung auf die Lendenwirbel und das Becken hat der „Klafterstand“, welcher zwischen zwei in Klafterbreite aus einander gerückten senkrecht befestigten Stangen ausgeführt wird; der Körper ruht dabei auf den 2 bis 3 Fuss hinter seiner Schwerlinie auf die Erde gestemmten Fussspitzen und wird oben von den in Seitstreckhalte der Arme die Stangen mit Speichgriff umfasst haltenden Händen getragen. Der Körper darf dabei nicht zu sehr nach vorn ausgebogen sein, sondern muss in der Hauptsache eine gerade Linie bilden und nur in den Lendenwirbeln eine Ausbiegung nach vorn bilden. — Ferner sind in geeigneten Fällen hierbei zu verwenden die „Schwebe abwärts“ (s. oben) und der „Bogenhang abwärts“, eine

Halte, bei welcher der mit der Vorderseite abwärts ausgebogene Körper von beiden Barrenholmen in der Weise getragen wird, dass der eine Holm die Hände, der andere die Füsse trägt. Um in diesen Hang zu gelangen, tritt der Uebende rückwärts von aussen an eine Seite des Barrens hinan, beugt sich vor, greift mit den Händen hinten hinauf an den Holm (am besten in Kammgriff, also Daumen aussen), setzt dann die Füsse bis unter den anderen Barrenholm zurück, hängt einen Fuss nach dem andern auf dem Holm ein und zieht die Rückseite des Körpers möglichst ein.

Bei kleineren Kindern kann man anstatt dieser Geräthübungen eine Rückbiegung des Körpers mit der Hand vornehmen, indem man den Rumpf des Kindes mit der Brustseite sich auf den Schoos legt, hier mit der einen Hand angedrückt erhält, mit der andern Hand die Unterschenkel des Kindes fasst und dieselben langsam und ohne starke Kraftentfaltung empor- und heranzieht.

Am häufigsten aber bekommt man wegen dieser Rückverbiegung der Lendenwirbel die Kinder im Säuglingsalter oder kurz nach demselben in Behandlung. Hier fehlt die Hilfe der aufrechten Haltung beim Gehen und Stehen; vielmehr wird der Formfehler immer neu gesteigert durch das Sitzen des — meist schwächlichen — Kindes auf dem Arme der Mutter oder Wärterin. Hier ist vor Allem zu verbieten, dass das Kind sitzend getragen werde, und häufiges Eindrücken der Erhöhung mit dem Ballen der Hand zu empfehlen. Wo Festigkeit und Grad der Verbiegung dies nicht ausreichend erscheinen lassen, da muss noch eine mechanische Hilfe hinzukommen durch einen Lagerungs-Apparat, welcher während der Bettruhe des Kindes die Erhöhung eingedrückt erhält. Dies geschieht am besten durch die von Dr. Rauchfuss in Petersburg angewendete Vorrichtung: einen an den Seitenwänden des Bettes an entsprechender Stelle stellbar befestigten Gurt, welcher quer über das Lager hängt und so weit angezogen ist, dass er, wenn das Kind darauf liegt, noch 1—2 cm. über der Oberfläche des Lagers schwebt und so die Gegend der Lendenwirbel in einiger Höhe erhält, während Becken und Rücken aufliegen. Damit das Kind nicht herabrutsche, sondern genau mit der erhöhten Stelle auf dem Gurt liegen bleibe, muss an demselben ein breiter gepolsterter Leder- oder Leinwand-Gürtel befestigt sein, welcher von beiden Seiten um den Rumpf herumgelegt und vorn mässig fest zugeschnürt wird.

Die Rückverbiegung des Nackens (S. 3) kann auf dem direktesten Wege behandelt werden, nämlich durch Uebung des

Verkrümmten im Einnehmen der richtigen Haltung (S. 62). Nur wenn der Betreffende seine Schultern gar nicht in der Gewalt hat und sie durch eigene Muskelthätigkeit nicht oder nur mit gleichzeitigem Heben zurückziehen kann, sind die betreffenden Muskeln speciell zu üben, z. B. durch „Arme zurückdrücken“ (S. 116), „Arme aus einander schlagen“ (S. 114), „Armstossen“ (ebds.), „Armschnellen aufwärts in Klafterhalte“ (S. 115), „Armwerfen im Halbkreis“ (die im halben rechten Winkel zur Längsaxe des stehenden Körpers vorgehobenen gestreckten Arme werden im Halbkreis, also in immer gleichem Abstand vom Körper um die Hüften herum und hinten gegen einander, dann sofort auf demselben Wege wieder vorgeschwungen; gleichzeitig erfolgt eine Drehung des Arms im Schultergelenk dergestalt, dass immer die Handflächen dem Körper zugewendet bleiben, also vorn die Daumen, hinten die kleinen Finger gegen einander gerichtet sind). Ferner einige Formen des Stemmhangs; so: „Tiefbrusthang“. Die Hände fassen die Holme oder eine Sprosse der Schrägleiter von deren Rückseite her; die Füsse stellen sich auf eine andere, um Schulterhöhe tiefer gelegene Sprosse, so dass nun die Arme die Richtung der Vorstreckhalte haben; der Körper bleibt geradlinig gestreckt, die Arme aber ziehen durch Beugung der Vorderarme und Rückziehung der Oberarme und Schulterblätter den Körper abwechselnd an die Rückseite der Leiter heran und lassen ihn wieder zurücksinken. — Die Uebung kann auch so ausgeführt werden, dass die Füsse mit den Fersen auf der Erde ruhen, die Hände aber zwei Ringe, Taue, senkrechte Stangen oder Barrenholme, oder auch einen der letztern, gefasst halten und so den zurückgeneigten Körper tragen und heben. Der zum Anziehen des Körpers nöthige Kraftaufwand wächst mit der Neigung des Körpers; die höchste Steigerung dieser Uebungsspecies ist das Anziehen im „Liegehang aufwärts“ am Barren, wobei die Füsse nicht auf der Erde, sondern auf den Holmen ruhen. — Als Hilfsübungen, um die Schultern beweglich zu machen, können zugleich der „Bogenhang abwärts“ am Barren (S. 123 u. 124) und der „Tiefrückenhang“ dienen. Letztere Halte, ein Stemmhang, kommt zu Stande, indem der Uebende sich unter die Schrägleiter stellt, mit dem Rücken gegen dieselbe gewendet, dann mit den Händen nach hinten greifend die Holme umfasst (also in Rückgriff, S. 113), die Füsse möglichst weit unten auf eine Sprosse stemmt und sich endlich nach vorn durchbiegt. — Bei dem „Vorstemmstütz“, bei welchem der Körper mehr oder weniger vorgeneigt auf den Fussspitzen und den auf irgend ein Geräth (Leiter- oder Barrenholme, Schweberinge, Hängereck, Stühle) rechtwinklig zur Körperaxe vorgestemmten Armen ruht, welche dann durch Einknicken ihn vorsinken lassen und durch Streckung ihn wieder heben — sinkt der Thorax ebenso wie beim Tiefrückenhang, durch seine Schwere zwischen den Schultern vor; ausserdem aber werden auch eine Anzahl Schulter- und Armmuskeln dabei geübt. — Auch diese Bewegung, gleich dem Tiefbrusthang, ist am schwierigsten im „Liegestütz abwärts“ oder „Vorliegestütz“ am Barren auszuführen.

Die Vorboten und Anfangserscheinungen der seitlichen Skoliose lassen sich in direkter Weise, nämlich dadurch beseitigen, dass man die Kinder bei entblösstem Oberkörper im Selbstrichten einübt, so wie später von Zeit zu Zeit controlirt und sie zu recht häufiger Ausführung dieses Selbstrichtens anhält. Ausserdem muss man die Ursachen des beginnenden Schiefwuchses, wie schlechte Schreibhaltung, einseitiges Stehen, einseitige Hand- und Armthätigkeit und dergl., zu ergründen suchen und beseitigen.

Die seitliche Totalskoliose (S. 6) des ersten Grades (S. 4) kann ebenfalls noch ohne Geräthe, blos durch Freiübungen, erfolgreich behandelt werden; indessen bedarf es meist einiger Zeit der Einübung, bis eine correkte und energische Ausführung der erforderlichen Uebungen gesichert ist. Hauptaufgabe ist, dass die Kinder ihren Thorax nach der concaven Seite hin verschieben und ausbiegen lernen. So lange die Kinder ihre Muskeln nicht hinlänglich in der Gewalt haben, um im freien Stand die vorhandene Skoliose in die entgegengesetzte Ausbiegung verwandeln zu können, mag der Druck der eigenen Hand als Hilfe dienen. Ist die Skoliose z. B. eine linkseitige, so wird der Ballen der linken Hand aussen neben die linke Schulterblattspitze eingestemmt (die Finger, auch der Daumen, vorabwärts gerichtet) und damit die Seite eingedrückt. Gleichzeitig wird das Becken nach links bewegt. Die rechte Schulter aber darf nicht über die Höhe der linken gehoben werden. Diese Haltung ist zu bewahren, auch wenn zuletzt die Hand von der Seite entfernt wird und hinabsinkt.

Eingreifender, aber auch schwieriger, ist das Einseitig-Tiefathmen. Die Hand der convexen Seite ist eben so in die Seite zu stemmen, wie oben angegeben; dann muss der Uebende möglichst tief einathmen und gleichzeitig mittels der Rumpfmuskeln und durch anwachsenden Druck der Hand die Mitte des Thorax nach der concaven Seite hin verschieben. Dabei kann der der letztern entsprechende Arm emporgestreckt (Streckhalte) oder über den Kopf gelegt werden (Eckhalte). Mit der Ausathmung tritt allmäliger Nachlass aller Muskelanspannung ein, ohne dass aber die Arme ihre Halten verändern. Bei dieser Uebung empfängt die concave Thoraxhälfte in dem durch schräge Rumpfmuskeln unterstützten seitlichen Druck der Hand und in dem die Rippen auf- und auswärts hebenden Zug der Athmungsmuskeln doppelte Veranlassung zu ausgiebiger Erweiterung und seitlicher Wölbung.

Wo die Wirbel einen Theil ihrer Beweglichkeit bereits eingebüsst haben, da muss die Wirksamkeit der erwähnten activen Bewegungen durch fremde Hand vorbereitet und ermöglicht werden. Dies geschieht theils durch „Drücken im Streckhang“ und „im Bogenstemmhang“ (S. 70 und 73), theils durch kräftigen Druck beim „Richten“, wie es S. 66 für hochgradige untere Skoliosen empfohlen ist, theils durch seitlichen Zug bei Rumpfseitenbeugung des Kindes. Dieses „Rumpfbeugen seitwärts mit Gegendruck“ führe ich in folgender Weise aus: Während ich sitze, stellt sich das Kind zwischen meine Oberschenkel und wendet mir, wenn es linkseitige Skoliose hat, die rechte Seite zu. Die Arme können entweder beide in Eckhalte, oder der rechte in Streckhalte, der linke in Rückgriffhalte (schräg rück- und abwärts gestreckt) gebracht oder quer über den Rücken gelegt werden. Dann setze ich meinen linken Fuss an die linke Aussenseite der Füsse des Kindes, lege meine beiden Hände an dessen linke Seite auf die hervorragendste Stelle der Convexität und ziehe von da aus den ganzen Thorax an mich heran, während das Kind den Rumpf nach links beugt. Die Innenseite meines linken Oberschenkels, an welche sich die Aussenseite des rechten Oberschenkels des Uebenden anlegt, dient dabei als unterer Fixationspunkt, während mein linker Fuss die Füsse des Kindes am Ausrutschen nach links verhindert.

Bei starker seitlicher Verschiebung ist die „Schrägstemmhalte“ sehr verwendbar, weil dabei die Muskelthätigkeit durch die Schwere unterstützt wird. Der Uebende stellt sich zwischen zwei hängende Taue oder Ringe, fasst dieselben in reichlicher Scheitelhöhe und neigt sich bei linkseitiger Skoliose nach rechts zur Seite, bis der rechte Arm fast gestreckt ist. Der linke Fuss, fest an den rechten gedrückt, verlässt dabei den Fussboden. Die Körperaxe bleibt im Ganzen geradlinig, rückt aber von der Taille an aufwärts ein wenig nach rechts, indem der Thorax etwas sinkt, so dass die linke Hüfte stark vortritt. Diese Halte wird ruhig beibehalten, so lange die Kräfte es gestatten. Anfangs gebe man dabei einige Hilfe, indem man im angenommenen Falle eine Hand auf die linke Seite des Thorax, die andere an die rechte Hüfte legt und die Seite schräg abwärts, die Hüfte schräg aufwärts schiebt, beides in einer zur Körperaxe rechtwinkligen Richtung.

Wo es hauptsächlich seitliche Ausbiegung ist, die bekämpft werden soll, da empfiehlt sich der „Seitenstemmhang“. Der z. B. linkseitig Skoliotische fasst unter der Schrägleiter stehend mit der rechten Hand eine Sprosse derselben, setzt den linken Fuss auf eine andere Sprosse und legt das rechte Bein auf das linke, so dass der Körper in schräger Richtung seitwärts herabhängt, die linke Seite der Erde zugewendet. Dann stemmt sich die linke Hand an die am meisten vorragenden linken Rippen und drückt sie nach rechts und oben, während das Becken seine Stelle behält oder nachdem es durch fremde Hand etwas abwärts gedrückt worden ist. — Geübte können in ähnlicher Weise den „Seitenhang“ an den Ringen machen, deren einer, für die Hand bestimmt, um eine Armlänge höher gestellt sein muss. Im andern Ring ruht bei linkseitig Skoliotischen der rechte Fuss auf seinem innern Rande, während das linke Bein durch eigene Kraft an das rechte angedrückt erhalten wird. — Oder man stemmt sich mit dem linken Ellbogen und Vorderarm auf ein langes Polster oder ein an der Erde liegendes Kissen und hebt den gestreckten Körper, welcher ausserdem auf dem linken äussern Fussrand ruht, nach rechts so in die Höhe, dass die rechte Seite am höchsten gelangt, weniger hoch die rechte Hüfte. Auch ist oft einige Hilfe erforderlich, damit Seite und Hüfte in die richtige Stellung gelangen.

Endlich können noch folgende Modificationen bei andern Uebungen angebracht werden: Bevorzugung des der Concavität entsprechenden Armes beim Heben desselben, besonders seitwärts, und beim Hochgreifen, z. B. bei Wangen- oder Sprossengang an der Leiter, wobei derselbe zuerst hinauf- und zuletzt herabgeht; höherer Griff derselben Hand bei Stemmhang und Stemmstütz vorwärts, Vorgriff (indem die betreffende Hand um eine Hand breit weiter vorn fasst, als die der convexen Seite) bei Vorliegestütz (S. 109 u. 126), Rückgriff bei Rückliegestütz, Speich- oder Ristgriff beim Anfassen im Gegensatz zu Kamm-, bez. Speichgriff der andern Hand. Doch gilt dies nur von solchen Skoliosen, bei welchen einer mittlern Verbiegung der einen Seite ein tieferer Stand der Schulter andrerseits entspricht. Auch darf nicht ausser Acht gelassen werden, dass bei schlechter oder zu lange fortgesetzter Ausführung der so eben angedeuteten Modificationen die betr. Schulter dauernd zu hoch rücken und eine neu erworbene Nacken-

Skoliose sich der bekämpften mittlern Skoliose der andern Seite hinzugesellen kann.

Als fernere Veränderungen, die man den Uebungen behufs einseitiger Wirkung derselben bei durchgehender oder auch mittlerer Skoliose hinzufügen kann, nenne ich Beugung des Rumpfes nach der convexen Seite oder schräg nach dieser und hinten, Einziehen der convexen Seite und Verschieben des Rumpfes in entgegengesetzter Richtung; endlich Belastung der der Convexität entsprechenden Hand, welche dabei je nach Umständen nach vorn, oben oder aussen bewegt oder gehalten wird.

Für kurze Verkrümmungen, welche meist an andre von entgegengesetzter Richtung anstossen, liegen passende Uebungen nicht so nahe, denn die meisten der bisher erwähnten würden, wenn sie wirklich auf die eine Verbiegung die beabsichtigte Einwirkung ausübten, gleichzeitig die benachbarte verstärken. Doch glaube ich auch für sie im Lauf der Jahre geeignete Hilfsmittel gefunden zu haben.

Bei einer Seitenverkrümmung in der obern Hälfte der Brustwirbelsäule, also in der Gegend des 2. oder 3. bis 6., 7. oder 8. Brustwirbels ist der Schräghang nützlich. Ist die Verbiegung nach rechts gerichtet, so hängt sich der Pat. mit der linken Hand an eine Sprosse der Schrägleiter, stemmt die rechte an eine andre in der Höhe der Brust oder der Taille befindliche Sprosse und schiebt den Körper durch Strecken des rechten Arms nach links ab. Der Körper ist dabei steif zu halten und wird, wie eine Speiche, durch Drehung um das linke Schultergelenk nach links gehoben, so dass die Beine weiter von der Senkrechten entfernt sind, als die Arme. Schwächere müssen anfangs dabei unterstützt werden.

Gegen die untere Skoliose, die Lendenwirbel und vielleicht die untersten Brustwirbel umfassend, empfehle ich Schrägstellung des Beckens. Ich nehme den häufigsten Fall an, untere Verbiegung nach links. Bei Uebungen im Stand wird entweder durch Einknicken des rechten Knies die rechte Hüfte gesenkt, oder — sicherer und darum vorzuziehen — durch Unterlegen eines Bretes oder Buches unter den linken Fuss die linke Hüfte gehoben. Natürlich muss dabei das linke Knie gleich dem rechten gestreckt bleiben. Im Hang oder Stützhang wird durch Muskelkraft die linke Hüfte gehoben. Beim Stemmhang, Stemmstütz, Liegehang und -stütz wird diese Schrägstellung des Beckens ebenfalls durch ungleiche Stellung oder Haltung der Füsse hervorgebracht. So wird bei „Tiefbrusthang“ (s. oben S. 125) unter Senkung der rechten Hüfte der rechte Fuss über oder unter der Sprosse, auf welcher der linke Fuss ruht, vor- und abwärts geschoben und frei schwebend getragen oder, bei geringer Nachgiebigkeit der Verkrümmung, mit dem Fussrücken unten an die Sprosse angedrückt und gebeugt, wodurch, da die Sprosse nicht nachgiebt, die Ferse und mit derselben die gleichnamige Hüfte abwärts gezogen wird; bei Klafterstand (S. 123), Vorliegestütz und -stemmstütz (S. 125) ruht der linke Fuss weiter vorn auf, als der rechte. — Nebenbei wird die Kur dieser untern Skoliose unterstützt durch Rumpfbeugen seitwärts mit Gegendruck (S. 127), so wie durch Drücken und Richten. Die Selbstrichtung, welche aber bei gleichzeitiger mittlerer seitlicher Verbiegung nur geschickten und durchgeübten Individuen gelingt, erfolgt durch gleichzeitige Verschiebung des Beckens nach links, der untern Taillengegend nach rechts.

Noch schwieriger ist die kurze obere Verkrümmung, kurz gesagt die Nacken-Skoliose, gymnastisch zu behandeln, weil eine willkürliche isolirte Seitenbeugung der obersten Brustwirbel, eventuell auch mit Einrechnung der untersten Halswirbel, nicht möglich ist. Man muss sich daher einerseits auf seitliche Verschiebung des Kopfes und Seitenbeugung des Halses, andrerseits auf Herab- und Zurückziehen der Schulter beschränken. Im Fall einer linkseitigen Nacken-Skoliose, bei welcher also der Kopf nach rechts geneigt ist, kann dieser entweder passiv — unter Fixirung der Schultern durch einen Dritten —, oder activ nach links geschoben, unter Widerstand durch eine gegenstemmende Hand oder activ nach links gebeugt werden. Das Herabziehen der linken Schulter kann activ beim Selbstrichten geübt und muss bei fast jeder Uebung ausgeführt werden. Es empfiehlt sich, dasselbe auch mit Widerstand üben zu lassen. Ich habe dafür 2 Formen in Gebrauch, indem ich den Widerstand entweder durch fremde Muskelkraft („Armziehen abwärts mit Widerstand“) oder durch Gewichte („Gewichtziehen abwärts“) bewirken lasse. Im erstern Falle sitzt Patient, während ein links neben ihm Sitzender mit dem Ballen seiner hinten herumgeführten rechten Hand die rechte Seite fixirt, wo sie am meisten vortritt, und mit den Fingern der linken, welche von vorn her über der Schulter zur Seite des Halses hingreift, die aufgetriebene Gegend zwischen linker Schulter und Nacken kräftig eindrückt. Ein Dritter, hinter dem Uebenden stehend, fasst dessen linke Hand und zieht sie langsam empor bis zur Streckhalte, während der Uebende Widerstand leistet; dann verstärkt er diesen Zug nach unten und zieht die maassvoll widerstrebende Hand des Dritten herab. Sehr wichtig ist, dass die Bewegung von unten auf sofort im Schultergelenk ausgeführt und das Schulterblatt vom Uebenden fortwährend nach unten und hinten gezogen werde, nicht so, dass er den angezogenen Oberarm an den Schultergürtel gleichsam anlöthe und diesen mit emporziehen lasse, soweit es geht. Die Uebung ist ziemlich schwer. Vielleicht ist es besser, wo lauter Anfänger dabei sind, dass der Uebende den Arm in Streckhalte lasse und nur die Schulter herabziehe und emporziehen lasse. — Auch das „Gewichtziehen abwärts" am Flaschenzug wird selten rein, ohne Mitbewegung von Schulter und Thorax, ausgeführt und ist daher von mir in den Fällen, um die es sich hier handelt, verlassen worden. Viel brauchbarer ist dafür der Seeger'sche Kugelstab, eine starke Speiche von reichlich 1 m. Länge mit zwei von ihm durchbohrten und auf ihm verstellbaren Kugeln von 1 bis 2 kgr., die aber auch abgenommen werden können. Derselbe gestattet überhaupt die vielseitigste Verwendung beim Zimmerturnen (vgl. Seeger, L., das Zimmerturnen mit Kugelstab etc., Stuttgart 1864, Metzler's Verlag; Pr. 1 Thlr.) und kann auch bei der Behandlung der Skoliose wegen des möglichen Orts- und Intensitätswechsels seiner Belastung mit Vortheil benutzt werden. Bei linkseitiger Nackenskoliose und einer mittlern Verbiegung nach rechts und gleichzeitiger Verschiebung des Thorax nach rechts befestigt man die Kugeln oder eine davon am äussersten Ende des Stabes und lässt denselben wagrecht in Hochstreckhalte so fassen, dass die rechte Hand die Mitte, die linke das freie Ende hält. Die nach rechts herausragende Last zwingt den Tragenden den Thorax nach links zu verschieben und die linke Schulter — denn der Arm muss gestreckt bleiben — nach unten hin zu fixiren, damit sie von dem unbelasteten Arme des zweiarmigen Hebels nicht hinaufgezogen werde. Man lässt den Pat. so gehen oder stehen („Gehen mit Kugelstab, Belastung ganz rechts" — oder „links") mit zeitweiligen Erholungspausen. Wo es nicht darauf mit ankommt, dass der Stab nach einer Seite das Uebergewicht hat, damit die Hand der andern Seite abwärts ziehen muss, wo man vielmehr blos eine seitliche Verschiebung des Rumpfes ausgleichen will, da verschiebt man die Kugel blos um ein Stück, damit sich der Thorax zur Herstellung des Gleichgewichts nach der andern Seite schiebe („Belastung mehr rechts" oder „links").

Das Gegebene lässt sich leicht auf die verschiedenen Formen der zusammengesetzten Skoliosen anwenden. Bei der so häufigen

Complication einer rechtseitigen mittleren mit einer linkseitigen unteren Skoliose sind die Uebungen, wie sie für die Totalskoliose angegeben sind, mit denen für die untere zu verbinden; doch ist das „Rumpfbeugen seitwärts mit Unterstützung“ meist nur auf die untere Verbiegung zu beziehen und daher, wo diese wegen Länge und Bedeutung es überhaupt verlangt, nach links auszuführen. Wo man sich aber veranlasst sieht, dasselbe nach rechts machen zu lassen, da ist die untere Verkrümmung durch Erhöhung des linken Fusses vorher auszugleichen. — Das „Einseitig-Tiefathmen“ dagegen ist meist für die rechte Seite einzurichten — wenn die rechte Hand hoch genug hinaufgebracht werden kann, um mit dem Ballen noch die Höhe der skoliotischen Rippenwölbung zu erreichen. Gleichzeitig ist der linke Arm hoch zu strecken, der linke Fuss erhöht zu stellen. Bei „Schrägstemmhalte“ (s. oben S. 127) bleibt der rechte Fuss in Berührung mit dem Fussboden, das linke Knie aber natürlich trotzdem steif.

Wenn auch eine Nackenskoliose vorhanden, die Wirbelsäule also z. B. oben nach links, in der Mitte nach rechts, unten nach links verbogen ist, so muss beim „Einseitig-Tiefathmen“ die hochgestreckte linke Hand einen festen Gegenstand fassen und daran einen Zug nach unten ausführen oder wenigstens sich fest anstemmen; bei „Seitenstemmhang“ (s. oben S. 128) hat der linke Arm eine tiefere Sprosse der Schrägleiter zu fassen, so dass er während des Hanges einen nach links unten offenen, schwach spitzen Winkel mit dem Körper bildet; bei „Schrägstemmhalte“ nach links muss derselbe Arm und die gleichnamige Schulter scharf abwärts gezogen werden u. s. w. — Ausserdem müssen natürlich alle einseitigen oder relativen Hochstellungen der linken Hand, wie sie auf S. 128 angedeutet sind, wegfallen.

Es kann aber eine Verkrümmung so hoch hinaufreichen, dass es schwer zu bestimmen ist, ob sie als untere oder mittlere, beziehentlich als mittlere oder obere angesehen und behandelt werden muss. So ist z. B. häufig eine von unten bis vielleicht zum 7. Brustwirbel hinaufreichende Skoliose als ältere mit einer beginnenden, darum kurzen, geringen Abweichung der Brustwirbel, vom 2. oder 3. bis 5. oder 6., nach rechts verbunden; eine sehr wichtige Complication, weil sich aus ihr durch Umsichgreifen der rechtseitigen Verbiegung häufig die Scol. dorsalis dextra lumbalis sinistra entwickelt, diese von den Autoren mit so grosser Vorliebe, von manchen ausschliesslich beschriebene Form. Es kommen aber von den zusammengesetzten Skoliosen so viele Uebergangs-Formen und Stadien vor, dass sich keine scharfen Grenzen ziehen lassen; der weniger Erfahrene thut in solchen Fällen am besten, wenn er zum Experiment greift, also einmal die Nächstwirkung der verschiedenen Uebungen am blossen Körper beobachtet.

Möge dieser Versuch der Aufstellung einer specifischen Gymnastik der Skoliose als der erste seiner Art eine milde Beurtheilung finden. Ich habe mich bei Besprechung der complicirten Formen absichtlich etwas kürzer gehalten und eine Menge von mir benutzter Uebungen gar nicht erwähnt, weil diese Formen, wie auch die höhern Grade der einfachen Skoliosen doch nur selten vom Hausarzte mit einigem Erfolg behandelt werden können und vielmehr in die orthopädischen Anstalten gehören. — Um so segensreicher aber kann der Arzt wirken, wenn er die beginnende Skoliose richtig zu erkennen und zu behandeln weiss, und ihn dazu einigermassen in den Stand zu setzen, war mein Wunsch bei Abfassung dieser Arbeit.

IX.

Notizen für die Praxis.

Es ist nicht nothwendig, eine grosse Anzahl von Uebungen disponibel zu haben und zu verwenden, wohl aber, dass die gewählten ganz correkt ausgeführt werden. Ich habe deshalb in vorstehender Anleitung den grössten Theil des reichen und sich immer vermehrenden Materials blos andeutungsweise behandelt und nur diejenigen Theile meines Verfahrens ausführlich dargestellt, bei denen es mir wegen ihrer Wichtigkeit, oder wegen ihrer Verwendbarkeit bei häuslicher Behandlung, oder endlich wegen ihrer Bedeutung als Grundlage zum Weiterbau, angemessen erschien. Die Ausführlichkeit, deren ich mich in dieser Beziehung befleissigt habe, wird Manchem anfangs wohl übertrieben erscheinen, gewiss aber nur so lange, als er selbst der praktischen Ausführung noch nicht näher getreten ist; wer diese versucht hat, wird bald mit mir einverstanden sein, dass ich den weiten und zeitraubenden Weg, den ich selbst habe zurücklegen müssen, für meine Nachfolger abzukürzen suche.

Für die häusliche Behandlung eignen sich zunächst die **Haltungsfehler** aller Art und die **seitlichen Verkrümmungen ersten Grades.**

Bei Kindern von 4 bis 5 Jahren und darüber wird man, wenn sie einigermassen anstellig sind und man Geduld beim Einlernen hat, mit einigen entsprechend gewählten Freiübungen, die man täglich 2 bis 3 Mal 15 bis 30 Minuten lang ausführen lässt, und fleissiger Uebung im Selbstrichten auskommen; bei kleineren Kindern hingegen oder bei ungeschickten, sobald man diese nicht selbst anlernen und hinlänglich beaufsichtigen kann, muss man sich mit äussern mechanischen Einwirkungen zu behelfen suchen. Zur Erleichterung beschäftigter Collegen, welche nicht immer die Zeit haben, sich aus meinen langen Schilderungen das Passende auszusuchen, stelle ich hier einige Uebungslisten für die einzelnen Formen der angehenden Verkrümmungen zusammen und füge allemal die mechanischen Hilfen hinzu, welche im Nothfall einigen Ersatz bieten können.

Vorverbiegung der Brust- und Rückverbiegung der Lendenwirbel, in leichtern Fällen als flacher Rücken und Mangel der Lendeneinsenkung sich zeigend: Rumpfbeugen rück- und vorwärts (ohne besondere Rück- und Vorbeugung des Kopfes), S. 111 und 121; Niederlassen zur Hocke, S. 117; Gehen mit Belastung der Hände in Streck- oder Waghalte, S. 121; Richten mit Verstärkung der Beckenneigung, S. 61; alle Uebungen der Schultern und Arme. Bei kleinen Kindern ist die auf S. 124 beschriebene Rauchfuss'sche Vorrichtung ein gutes Ersatzmittel.

Rückverbiegung des ganzen Rückens: Rumpfbeugen rückwärts; Arme zurückdrücken, S. 116; Arme aus einander schlagen, S. 114; Armstossen auswärts, S. 114; Armschnellen aufwärts in Klafterhalte, S. 115; Armwerfen im Halbkreis, S. 125; Stabschultern und Gehen mit geschultertem Stab, S. 115 u. 116, ferner Schwebe abwärts, S. 118; Rückliegestütz, S. 123; endlich, wie bei allen derartigen Haltungs- und Formfehlern, fleissige Uebung im Richten. — Sind die Schultern sehr vorgerückt und gar nicht in der Gewalt des Kindes, so kann man für den Anfang den auf S. 92 beschriebenen und abgebildeten Geradhalter tragen lassen, der aber die Uebungen nicht entbehrlich macht und, sobald das Kind sich durch eigne Muskelkraft gerade halten kann, wegzulassen ist, denn die wahre und dauernde Wohlgestalt erreicht man nicht durch äussern Zug, sondern durch Entwicklung und Bethätigung der Muskeln. — Wenn das Kind im Bette eine sehr gekrümmte Lage einzunehmen pflegt, so kann man dieselbe durch Anbringung von Schulterhaltern am Bette verbessern, die man ihm für die Nacht anlegt. Es ist damit die Vorrichtung gemeint, welche auf dem Streckbette Fig. 2 unter *A* abgebildet ist. Man braucht aber, wo nicht zugleich Seitenzug stattfindet, ausser den Schulterringen *a* und *a'* nur die Riemen *b* und *d*, nicht die zweiten Befestigungsriemen *c*.

Ziemlich dasselbe gilt von Rückverbiegung des Nackens. Uebungen, wie oben und auf S. 124 und 125 angegeben; beim Richten ist das Zurückschieben des Kopfes nicht zu vergessen (S. 63). Nöthigenfalls Geradhalter (S. 92).

Bei geringen **Seitenverkrümmungen** genügt anfangs fleissiges Richten und Ueben im Selbstrichten neben einigen Arm- und

Rumpfübungen. Ist die Beweglichkeit der Wirbelsäule oder die Geschicklichkeit des Kindes zum Selbstrichten nicht hinreichend, dann kann man bei durchgehenden, mittlern oder untern Verkrümmungen noch Einseitig-Tiefathmen (S. 126) hinzufügen. Freiübungen, deren Verordnung gewöhnlich sehr wünschenswerth ist, werden bei mittlerer Skoliose, auch wenn diese bis in die obern Brustwirbel hinaufreicht, durch höheres und früheres Heben des der concaven Seite des Rückens entsprechenden Armes (S. 128), bei seitlicher Verschiebung im gleichen Falle durch Belastung des Armes auf der Seite der Convexität, bei unterer Verkrümmung durch Schrägstellung des Beckens modificirt. — Dies auf die einzelnen Formen angewandt, ergiebt beispielsweise folgende Uebungslisten, die sich nach obigen Grundregeln leicht verändern und vervielfältigen lassen.

Einfache durchgehende linkseitige Verbiegung ersten Grades, rechte Schulter tiefer: Rechtseitig-Tiefathmen (also linke Hand in die Seite gestemmt, rechte in Streckhalte), S. 126; Armstossen rechts auf-, links auswärts; Armheben seitwärts, rechts bis Streckhalte, links mit Belastung bis Klafterhalte, S. 114, 113; Arme zurückdrücken mit Einziehen der linken Seite, S. 116; Rumpfbeugen nach links, rechter Arm in Streckhalte, linke Hand in die Seite gestemmt; Gehen mit Kugelstab in Streckhalte, Belastung mehr links, S. 131; Richten.

Zeigt sich über einer linkseitigen Skoliose, die dann blos bis in die Gegend der Schulterblätter hinauf reicht, durch Verrückung des rechten Schulterblattes nach aussen und oben eine Neigung der Wirbelsäule, nach rechts abzuweichen (S. 12 und 31), dann lässt man beim Einseitig-Tiefathmen die linke Hand etwas tiefer einsetzen, vermeidet bei den Freiübungen die Streckhalte des rechten Armes und rückt am Kugelstab die Kugel ganz nach links, worauf der Stab von der linken Hand in der Mitte, von der rechten am rechten Ende erfasst und getragen wird, so dass letztere nicht zu stemmen, sondern zu ziehen hat. Als Freiübungen empfehlen sich anstatt der oben aufgeführten: Arme aus einander schlagen, S. 114; Arme zurückdrücken mit Einziehen der linken Seite und Herabziehen der rechten Schulter, S. 116; Armstossen auswärts, S. 114, oder Armschnellen aufwärts in Klafterhalte, S. 115, beides blos rechts, während der linke Arm, durch eine Hantel belastet, in Klafterhalte ruhig verweilt; doch sind beide Uebungen in dieser Weise nur dann zu verwenden, wenn der Brustkorb nach links verschoben ist, nicht etwa oben nach rechts überhängt. Beim Einseitig-Tiefathmen lässt man den rechten Arm entweder in Rückgriffhalte (S. 113) verweilen oder durch Erfassen eines über Kopfhöhe befindlichen festen Gegenstandes (Leitersprosse, im Nothfall ein Kleiderhaken, ein Fenstergriff) mit der Hand fixiren (S. 132), worauf Pat. die Schulter kräftig abwärts zieht. — In noch stärkerer Weise wirkt das Armziehen abwärts mit Widerstand ein (S. 130), welches besonders bei wirklicher Nacken-Skoliose zu verwenden ist. Beim Richten ist die betreffende Schulter besonders zu berücksichtigen.

Wenn die untere Skoliose kurz ist und unmittelbar über dem Kreuzbein beginnt, so lässt man bei allen Uebungen im Stand das der convexen Seite entsprechende Bein höher stellen (S. 129). Ist dauernde Einwirkung nöthig, so lässt man ein reichlich handgrosses, im zusammengepressten Zustand 1 bis 2,5 cm. dickes Kissen nach oben durch zwei senkrechte Bänder an einem leichten Gürtel, unten durch zwei wagrechte Bänder um den Oberschenkel derart befestigen, dass es beim Sitzen unter derjenigen Gesässhälfte liegt, welche der Skoliosen-Wölbung entspricht.

Zeigt sich die Skoliose gleich im ersten Anfange als zweifache und zwar, wie es dann meist der Fall ist, als rechtseitige mittlere und als linkseitige untere, so sind die auf S. 136 angegebenen Uebungen für einfache linkseitige Skoliose, natürlich in entgegengesetztseitlichem Sinne, mit den Uebungen für kurze untere linkseitige Verkrümmung (S. 137) zu verbinden.

Die dreifache Skoliose ist auch im ersten Anfange schwierig zu behandeln und wird besser in eine Anstalt verwiesen.

Trotz der Einfachheit dieser Verfahrungsweisen glaube der Arzt nicht, dass er mit einmaliger Anweisung des Pat. seine Aufgabe erfüllt habe und nun des Erfolgs sicher sein könne. Jedes Kind muss eine längere Lehrlingszeit in dieser specifischen Gymnastik unter jedesmaliger Assistenz des Arztes oder eines speciell eingeschulten Turnlehrers durchmachen, und auch nachdem es ganz sicher geworden ist, von Zeit zu Zeit controlirt werden. Die Aeltern oder etwaige Gouvernanten eignen sich dazu sehr selten.

Corsets und Geradhalter sind — wenn irgend möglich — zu vermeiden. Dieselben verdecken das Uebel, heilen es aber nicht und geben gleichwohl den Angehörigen, die nun etwas gethan zu haben glauben, so viel Beruhigung, dass sie darüber die ganze Frist zur Anwendung wirklicher Heilmittel versäumen. Bei recht schwächlichen zarten Gestalten kann ein Stützcorset, bei veralteter hockiger Haltung ein Geradhalter von wirklichem Nutzen sein; doch lasse sie der Arzt, wo er sie nicht entbehren zu können glaubt, nur auf Zeit und nur unter der Bedingung zu, dass gleichzeitig die entsprechenden Bewegungs- und Haltungs-Uebungen gehörig durchgenommen werden. Die Wohlgestalt des Körpers kann dem, welcher sie eingebüsst hat, nicht als ein Geschenk neu zufallen; sie will erarbeitet, durch eigne Anstrengung erworben sein.

Blutarme, muskelschwache Kinder thun gut, wenn sie nach jeder Anstrengung, z. B. nach den Schulstunden, nach Spaziergängen, sich mindestens eine Viertelstunde auf den Rücken legen, am besten auf einem Teppich auf dem Fussboden des Zimmers, mit Erhöhung des Kopfes durch ein Rollkissen. Auch die Betten müssen flach und nicht zu weich sein; der Kopf liege auch hier auf einem Roll- oder einem ganz kurzen Keilkissen, damit nicht der Oberrumpf durch Erhöhung gegen den Unterkörper gebeugt werde.

Die **Skoliosen zweiten Grades** können ihre richtige und volle Behandlung nur in orthopädischen Anstalten finden. Sie bedürfen meist einiger Geräthe, häufig auch tragbarer Apparate, immer einer sachkundigen, steten Aufsicht und Anleitung, so wie zweckmässig ausgeführter Manipulationen, welche einen nicht unbedeutenden Bruchtheil des Tages in Anspruch nehmen und meist Jahre hindurch fortgesetzt werden müssen.

Leider sind die Kosten eines längeren Aufenthaltes in einer orthopädischen Anstalt für Viele unerschwinglich; ausserdem giebt es auch viele Aeltern, welche sich, häufig bestimmt durch falsche Voraussetzungen über das Leben in einer solchen Anstalt, nicht oder wenigstens nicht rechtzeitig zu dem Entschlusse überwinden können, ihr Kind von sich zu geben und einem Orthopäden anzuvertrauen.

Es kann daher jeder praktische Arzt doch in die Lage kommen, eine Skoliose zweiten Grades zu Hause behandeln zu müssen, und ich glaube eine kurze Anweisung dazu nicht unterlassen zu dürfen.

Von den Geräthen zu gymnastischen Uebungen ist für den Hausgebrauch eine Schrägleiter am meisten geeignet, zunächst weil sich an einer solchen viele zweckmässige Uebungen ausführen lassen, sodann weil sie leicht weggenommen und wieder aufgestellt werden kann und so auch in beschränkten Wohnungsräumen leicht Platz findet.

Die Leiter darf nicht zu dünn und nicht zu schmal — mindestens von Schulterbreite — sein und muss glatte — aber nicht mit Firnis oder Oelfarbe bestrichene — Holme haben, welche nicht splittern. Am obern Ende der Holme lasse man starke Haken anbringen, welche über das Ende jener hervorragen und eine Biegung von nicht ganz einem halben Kreis, mit der Wölbung nach oben, besitzen. Um die Leiter in verschiedener Neigung einhängen zu können, lässt man entweder 3 Paar wagrecht gestellte Ringe über einander in der Wand eingypsen, oder an derselben eine etwas breitere zweite Leiter senkrecht befestigen, auf deren Sprossen die Haken der Schrägleiter ruhen können. Die brauchbarsten Neigungen der Schrägleiter gegen den Horizont sind 65° (hohe Stellung), 45° (mittlere Stellung) und 25° (tiefe Stellung). Durch Auflegen eines Bretes auf die Sprossen, welches an einer obern Sprosse mittels zweier Haken eingehängt wird, kann man die Schrägleiter zur Rückenleiter (S. 109) umgestalten. Zu jeder Seite dieses Bretes muss so viel Raum frei bleiben, dass die Hand die Sprosse umfassen kann.

Erlauben es Mittel und Raum, so mag ausserdem eine Rückenschwinge (S. 79, Fig. 1) und womöglich auch ein Kugelstab (S. 131) angeschafft werden.

Ist die Skoliose erst kürzlich in das zweite Stadium eingetreten und können gymnastische Uebungen und Manipulationen in hinlänglicher Ausdehnung und Correktheit ausgeführt werden, so sind weitere mechanische Beihilfen nicht erforderlich; nur sorge man für eine zweckmässige Beschaffenheit des Bettes (S. 138), nöthigenfalls auch durch Anbringung von Schulterhaltern (S. 135).

Andernfalls zögere man nicht, das Streckbett (S. 86, Fig. 2 und S. 88, Fig. 3) und eine Nyrop'sche (S. 95, Fig. 5 und S. 97, Fig. 6) oder tragbare Seitenzug-Maschine (S. 101, Fig. 7) zur Anwendung zu bringen. — Sind die Mittel dazu nicht ausreichend, so mag die schiefe Ebene (S. 83) und ein Stützcorset (S. 93) einigen Ersatz bieten.

Die bei Skoliosen zweiten Grades verwendbaren Freiübungen sind dieselben, welche auf S. 135 bis 137 für die Skoliosen ersten Grades angegeben worden sind. Für die Leiter-Uebungen und Manipulationen folgen hier einige Beispiele von Vorschriften, welche von Jedem, der sich einigermassen eingearbeitet hat, leicht vermehrt oder verändert oder auch auf andere etwa vorhandene Turngeräthe übertragen werden können.

Mittlere oder durchgehende linkseitige Skoliose

zweiten Grades: Freiübungen wie bei der des ersten Grades (S. 136); an der Schrägleiter (hohe Einstellung): Seitenstemmhang rechts (S. 128); Streckhang; Anziehen in Tiefbrusthang (S. 125), wobei von der linken Hand die Sprosse in Kammgriff, von der rechten der Holm in Speich- oder die Sprosse in Ristgriff gefasst wird; Vorstemmstütz (S. 125), beide Hände an den Holmen der Leiter, die linke in Speich-, die rechte in Ellgriff (S. 113), die Füsse entweder mehr weniger entfernt von der Leiter auf die Erde oder auf eine Sprosse der mittel oder tief gestellten Leiter gestemmt. Manipulationen: Drücken links im Bogenstemmhang (S. 73), linke Hand des zu Drückenden in Kamm-, rechte in Ristgriff; Drücken links im Streckhang; bei starker seitlicher Verschiebung: Rumpfbeugen nach links mit Gegendruck (S. 127), rechter Arm in Streckhalte; endlich Richten.

Bei linkseitiger Skoliose zweiten Grades der untern Hälfte oder zwei Drittel der Wirbelsäule mit kürzerer Verkrümmung nach rechts in der obern Hälfte der Brustwirbel und höherem Stand der rechten Schulter: Freiübungen wie auf S. 136 und 116; Seitenstemmhang rechts (S. 128), tief gefasst (die rechte Hand fasst eine etwas tiefere Sprosse, als in dem auf S. 136 angenommenen Falle, so dass der rechte Arm mit der Körperaxe nicht einen rechten, sondern einen wenig spitzen Winkel bildet); bei den andern erwähnten Uebungen fassen die Hände gleich, und Pat. hat die linke Seite direkt einzuziehen; beim Drücken in Bogenstemmhang fasst die rechte Hand des mit der linken Drückenden von vorn oder hinten auf die rechte Schulter und hält sie nieder; bei Rumpfbeugen mit Gegendruck hält Pat. nicht den rechten Arm in Streckhalte, sondern beide gleich. Ferner: Anziehen in Streckhang (S. 106).

Bei kurzer unterer Skoliose (S. 137), die abermals als linkseitige angenommen werden möge: ausser dem a. a. O. empfohlenen Verfahren: Hüftheben links im Hang; bei Tiefbrusthang Senken der rechten Hüfte dadurch, dass der rechte Fuss unter die Sprosse geschoben wird, auf welche der linke (bei gestreckt gehaltenem Knie) sich stützt; wenn dann der rechte Fuss, dessen Rücken an der Unterseite der Sprosse anliegt, im Fussgelenk gebeugt wird, so rückt die rechte Ferse und damit die rechte Beckenhälfte abwärts (vgl. S. 130). Bei Vorstemmstütz wird dasselbe dadurch erzielt, dass die linke Fussspitze etwas vor der rechten sich auf die Erde stemmt, oder dass, wenn jener sich auf eine Sprosse stützt, der rechte sich unter derselben einhakt.

Zweifache Skoliose zweiten Grades, in der Mitte oder wenig darüber nach rechts, in der Lendengegend nach links, die untere Verkrümmung geringer oder nicht stärker, als die obere: Einseitig-Tiefathmen (S. 126), rechte Hand hoch in die Seite oder — wenn die Wölbung zu hoch steht und für sie nicht erreichbar ist — schräg seit-aufwärts an einen festen Gegenstand angestemmt und so die rechte Schulter während der Einathmung abwärts und nach links schiebend, linker Arm in Streckhalte, linker Fuss erhöht; Armheben seitwärts (S. 114), links bis Streckhalte, rechts mit Hantel bis Klafterhalte, linker Fuss erhöht; eventuell Kugelstab schultern (S. 115, 131), Belastung mehr rechts, linker Fuss erhöht; Streckhang oder Rückenhang (S. 105, 109 u. 139) mit Hüftheben links; Tiefbrusthang (S. 125), der linke Ellbogen beim Anziehen höher gehoben, oder die linke Hand eine Handbreit höher, als die rechte, aber beide in Speichgriff, oder die linke in Speich- oder Ristgriff, die rechte in Kammgriff, der rechte Fuss gebeugt unter der den linken tragenden Sprosse; Vorstemmstütz (S. 125), linke Hand höher oder auch in Ellgriff, linker Fuss vor; Drücken im Bogenstemmhang (nöthigenfalls rechts Kammgriff) rechts aussen vom Schulterblatt, links über der Hüfte (S. 73); ebenso im Streckhang; Richten; Uebung im Selbstrichten, wobei Pat. auf das Kommando 1 die linke Taillengegend einzuziehen, auf 2 die rechte Schulter nach unten und links zu bewegen, auf 3 die linke Schulter der rechten gleichzustellen hat.

Zweifache Skoliose zweiten Grades, in der Mitte nach rechts, im Nacken nach links: Einseitig-Tiefathmen, rechte Hand in die Seite, linke Hand über Scheitelhöhe durch Erfassen eines festen Gegenstandes fixirt, linke Schulter abwärts- und zurückgezogen; eventuell Gehen mit Kugelstab (S. 131), Belastung ganz rechts; Armziehen links mit Widerstand (S. 130); Seitenstemmhang links (S. 128), tief gefasst (S. 140); Drücken rechts im Bogenstemmhang (S. 73) mit Herabziehen der linken Schulter (S. 140); Drücken rechts im Streckhang; nöthigenfalls dasselbe im Reitsitz (S. 72) mit Herabziehen der linken Schulter durch den fixirenden Dritten; nöthigenfalls Kopfschieben nach links (S. 75); nöthigenfalls Rumpfbeugen nach rechts mit Gegendruck (S. 127), beide Hände des Pat. in Eckhalte oder Rückenlage.

Bei dreifacher Skoliose, wenn also z. B. bei einer rechtseitigen mittleren und linkseitigen oberen auch eine linkseitige untere Verbiegung vorhanden ist, kommen zu den oben genannten Uebungen noch die Abänderungen behufs Schrägstellung des Beckens (Erhöhung des linken oder Herabziehen des rechten Fusses, bez. der betr. Hüfte) und zum Drücken rechts in der Mitte bei Bogenstemm- und Streckhang das gleichzeitige Drücken links unten.

Bei allen diesen Uebungen versäume der weniger darauf eingeübte Arzt nicht, sie zuweilen bei entblösstem Oberkörper ausführen zu lassen, um sich von der richtigen Wahl derselben seinerseits und von ihrer correkten Ausführung von Seiten des Pat. zu überzeugen.

Man lasse Ungeübte mit wenigen und leichten Uebungen anfangen und steigere das Mass erst nach Wochen. Auch mit dem Drücken beginne man erst dann, wenn die Ermüdung oder gar die Muskelschmerzen der ersten Tage vorüber sind.

In der Regel muss bei Skoliosen zweiten Grades die angegebene Behandlung in vollem Umfange mindestens ein Jahr, in vermindertem Grade während der ganzen Dauer des Wachsthums fortgesetzt werden.

Bei **Skoliosen dritten Grades** kann das Wenige, was zu thun ist, ebenfalls recht gut zu Hause angewendet werden. Ich wenigstens vermeide es nach Möglichkeit, Skoliotische dritten Grades als Pensionäre in meine Anstalt aufzunehmen, weil der für den Kranken zu erreichende subjektive Gewinn in keinem Verhältnis steht zu den grossen Geldkosten, welche der Aufenthalt in einer orthopädischen Heilanstalt nothwendig erfordert.

Die therapeutische Aufgabe liegt hier fast nur im Bereich der Empfindungen, des vegetativen Lebens und der Leistungsfähigkeit des Patienten; eine Verbesserung der äusseren Erscheinung ist nur bei ziemlich jungen Individuen und in beschränktem Grade zu erreichen.

Allen Skoliotischen dritten Grades ist das Tragen einer Stützmaschine (S. 93) oder wenigstens eines starken Stützcorsets (S. 92) zu empfehlen. Ferner sollen Leidende dieser Art jede freie Minute zum Hang, wozu sich eine Vorrichtung leicht in jeder Thüröffnung anbringen lässt, und jede freie Viertelstunde zur ausgestreckten Rückenlage benutzen, auch beim Hangen wie Liegen fleissig tiefathmen. Reicht dies Alles nicht aus, z. B. zur Beseitigung etwa vorhandner Seitenschmerzen, so mag noch „Drücken im Streckhang" hinzugefügt werden.

Obgleich bei dem bisherigen Mangel an veröffentlichten brauchbaren und allseitig als solche anerkannten Behandlungsmethoden der Skoliose unter den Orthopäden von Fach fast jeder sich sein eignes Verfahren gebildet hat und sich zu Aenderungen desselben schwer entschliesst, so will ich doch für die Zukunft die Möglichkeit nicht vorweg ausschliessen, dass meine Methode auch einmal von einem Orthopäden für brauchbar befunden und angenommen werden könnte. Solche verfügen natürlich über einen weit reicheren Behandlungsapparat, als andre praktische Aerzte, oder setzen sich durch Anschaffungen in den Stand, darüber verfügen zu können. In Rücksicht auf derartige Möglichkeiten will ich noch die Geräthe bezeichnen, welche ich bei der Skoliosenbehandlung benutze, und ihre Verwendung zu diesem Zwecke kurz beifügen. Vorher bemerke ich noch, dass alle Mädchen, welche meinen Turnsaal benutzen, bei den Uebungen statt ihrer gewöhnlichen Kleidung Blouse und Turn-Beinkleider tragen. Darauf halte ich nicht nur deshalb, um selbst bei der Wahl der Uebungen nicht beschränkt zu sein, sondern auch damit die Mädchen wenigstens während der Turnstunden einmal Gelegenheit haben, ihrem regen Bewegungsdrang ohne alle Nebenrücksichten Genüge zu thun.

Das Reck, so beliebt und unentbehrlich auf Turnplätzen, dient Verkrümmten nur zum Hang, auch mit Beinbewegungen, z. B. Beinstossen, oder zum Schwingen im Streckhang.

Der Barren, von welchem mehrere Exemplare in verschiedener Höhe und Breite vorhanden sein müssen, wird von mir für Skoliotische benutzt zum Springen in den Armstütz, eventuell mit Hüftheben (bei unterer Skoliose), zum Schwingen im Armstütz, zum Armstützhang mit Heben und Senken des Rumpfes zwischen den Schultern (bei ungleich oder zu hoch stehenden Schultern), zu Stemmhang und Stemmstütz, Vor- und Rückliegestütz, Bogenhang auf- und abwärts, Liegehang, und zu verschiedenen anderen, weniger wichtigen Uebungsformen. Der Stemmhang ist analog dem oben vielfach erwähnten Tiefbrusthang; doch sind die für Skoliotische erforderlichen Veränderungen, welche er zulässt, nicht so leicht ausführbar und weniger ausgiebig, als an der Schrägleiter. Aehnlich verhält sich der Vorstemmstütz am Barren zu dem an der Leiter. Der Vorliegestütz ist nur die Steigerung des Vorstemmstützes und für Kräftige verwendbar. Er wird bei mittlerer Skoliose durch Vorsetzen der concavseitigen Hand, bei Lendenskoliose durch Schrägstellung des Beckens verändert. Eben so, nur umgekehrt, sind die Modificationen des Rückliegestützes. Bei Bogenhang aufwärts lässt man bei ungleichen Schultern die der höhern entsprechende Hand den Holm in Kammgriff fassen, bei mittlerer Skoliose mit starker

Axendrehung den Rumpf mit der Convexität aufwärts drehen und das entsprechende Bein das andere kreuzen und frei emporstrecken. Bei Bogenhang abwärts fasst die einer höhern Schulter entsprechende Hand in Ristgriff, das Bein auf der Seite der Rückenconcavität am andern Knie vorbei frei hinausgestreckt, um die Rumpfrückbiegung mehr auf die Seite der Rückenwölbung zu beschränken. Der Liegehang, bei dem der Körper zwischen beiden Holmen in Ell- und Fussbeugen hängt, kann dadurch verändert werden, dass man den Körper auf der Seite der Convexität nicht mit Ellbogenhang, sondern mit Klimmhang tragen lässt.

Die Rückenschwinge, deren ich zwei von verschiedener Breite besitze, wirkt an sich schon vorzugsweise auf die höhere Seite des Rückens und ausgleichend auf die Schultern; doch kann man die Wirkung dadurch verstärken, dass man auf der Seite der tiefer stehenden Schulter den Stab, auf der Seite der Rückenwölbung das Bret höher schnallen lässt.

Das Hängereck dient zu verschiedenen Arten des Schwingens, besonders zum Steifschwingen, und kann durch schräge Einstellung auch specifischen Zwecken dienstbar gemacht werden.

Zwei starke Knotentaue, welche in Schulterbreite neben einander hängen, benutze ich zu verschiedenen Arten des Stemmhangs. Das „Durchdrücken“ ist eine Abwechslung von Stemmhang vorwärts und rückwärts, wobei der steif gehaltene Körper aus der schrägen Lage durch Klimmziehen der Arme in die senkrechte Stellung gebracht wird, um durch seine Schwere bei nachlassenden Armen in die entgegengesetzte Lage zu sinken, und die gebeugt gehaltenen Füsse abwechselnd auf den Fersen und den Zehenballen ruhen, ohne ihre Stellung zu verändern. Durch Höhergreifen einer Hand und Höherstellen eines Fusses kann die Wirkung specificirt werden. Auch seitwärts lässt sich solcher Wechsel des Stemmhangs ausführen. Ich benutze aber lieber eine ruhige Halte, die „Schrägstemmhalte“. Nachdem der Uebende, zwischen den Tauen stehend, mit jeder Hand eines derselben in Scheitelhöhe erfasst hat, lässt er sich auf die Seite sinken, wobei der Körper steif und die Füsse an einander gedrückt bleiben, so dass also der eine den Boden verlässt. Bei mittlerer rechtseitiger Skoliose sinkt der Körper nach links; eine helfende Hand drückt dann den Thorax ab-, die Hüften aufwärts, und der Uebende hält sich so. Steht bei eben solcher Skoliose die linke Schulter in Folge von oberer linkseitiger Skoliose höher, so muss sie scharf abwärts gezogen werden. Ist auch eine untere linkseitige Skoliose vorhanden, so bleibt auch der rechte Fuss auf der Erde ruhen, wodurch das Becken schräg gestellt wird. Ist noch Hilfe nöthig, so fixire ich die Beine des Uebenden zwischen meinen Knieen, ziehe mit meinen Händen die gewölbte linke Lendengegend an mich heran und schiebe gleichzeitig mit meiner linken Schulter den nach rechts gewölbten Oberthorax abwärts. — Endlich benutze ich auch die Knotentaue zum leichten Fixiren der Hände bei Niederlassen zur Hocke. Man kann dabei nöthigenfalls den einen Arm in Klafter-, den anderen in Streckhalte stellen und auch den einen Fuss erhöhen lassen.

Zu denselben Uebungen lassen sich auch die Hängeringe verwenden, ausserdem zu Hang- und Schwing-Uebungen, wie das Hängereck, und endlich, sie allein, zum wagrechten Seitenhang und zu erschwerten Stütz-Uebungen.

Die Verwendung von Schräg- und Rückenleiter ist bereits vorher erwähnt.

Von zwei Polstergestellen, die ich benutze, ist das eine von Sitzhöhe, ca. 2 m. lang, ziemlich 1 m. breit, und in der Mitte mit Scharnier zum Aufklappen der einen Längshälfte versehen. Ich bediene mich desselben beim „Armziehen mit Widerstand“ und zum Sitzen für mich bei einigen Manipulationen; doch ist es nicht unentbehrlich. Wichtiger ist das hohe Polstergestell, der „Divan“ der Schweden, ungefähr von den Dimensionen einer Klavierbank, aber von Brusthöhe, $1/3$ der Länge zum Emporklappen, an den Seiten mit Trittbretern von 2 Höhen, und auf denselben mit Riemen zum Fixiren der Füsse. Es dient für mich und den Pat. zum Sitzen beim Drücken im Reitsitz, für den Pat. allein zur Schwebe abwärts und mit erhobener Klappe zur Schwebe seitwärts, auch bei Rückverbiegung der Lendenwirbel zum Aufrichten im Reitsitz mit durch die Riemen fixirten Füssen.

Von einem Sparrengerüst, das früher in einem Kursaal für schwedische Heilgymnastik gedient hat, benutze ich die Quersparren zum Anstemmen der Hand schräg aufwärts, und die Stangen, welche mehr weniger von einander entfernt werden können, zum Klafterstand.

Von Kugelstäben habe ich 2 Grössen, mit je 2 Kugeln zu 1 oder zu 2 kgr. Der Stab hat eine eingelegte Eisenschiene, auf welcher die Kugeln festgeschraubt werden können, und, damit sie sich nicht drehen, ovalen Querschnitt.

Ein Kreislauf dient zur Verstärkung der Hangwirkung durch die Centrifugalkraft und nebenbei zum Vergnügen der Kinder. Man muss darauf halten, dass die Füsse nach der Richtung gewechselt werden; bei jedem Abstoss soll erst der innere, dann weiter vorn der äussere Fuss aufgesetzt werden.

Die Kunde'sche Gehmaschinc und die Glisson'sche Schwebe haben bereits Erwähnung gefunden.

Ich lasse meine skoliotischen Pflegebefohlenen täglich 2 Mal ihre ganze Uebungsreihe durchmachen und nehme ausserdem ein drittes Mal die wichtigsten Manipulationen mit ihnen vor. Zum Liegen auf dem Streckbett werden täglich 2 Nachmittagstunden und die Stunden der Nachtruhe verwendet. Nöthigenfalls erfolgt ausserdem 1 bis 2 Mal je 20 bis 30 Min. Anwendung der Gehmaschine oder der schiefen Ebene.

An derselben Kur, mit Ausnahme der Benutzung des Streckbettes während der Nacht, nehmen auch Solche theil, welche nicht in meinem Hause wohnen. Die Mehrzahl meiner Patienten aber nimmt an einigen oder allen Tagen der Woche blos an den Kurstunden für specifische Gymnastik theil, welche sich bei leichteren Fällen auch vollkommen ausreichend erweist. Das Verfahren bewährt somit seine Fähigkeit, sich allen persönlichen Verhältnissen und den verschiedenen Graden der Formfehler anzupassen.

Nachwort.

Ich wünsche mit diesem Schriftchen recht viel Propaganda zu machen für mein Heilverfahren. Dasselbe beruht auf einfachen Principien und ist auch in seiner praktischen Anwendung so einfach, dass es von jedem Arzt, welcher einige Kenntnis der Turnkunst und die nöthige manuelle Geschicklichkeit besitzt, ausgeführt und gegebenen Verhältnissen angepasst werden kann. Die geringe Zahl der vorhandenen orthopädischen Anstalten steht ausser allem Verhältnis zu der grossen Menge Verkrümmter und Solcher die es zu werden Aussicht haben. Eine Abhilfe dieses Misverhältnisses ist aber nicht allein durch Vermehrung solcher Anstalten zu erreichen, welche immer nur einer begünstigten Minderzahl zugänglich sein werden, sondern, wie ich meine, nur auf dem Wege, den ich durch diese Schrift angebahnt haben möchte.

Die Kenntnis und Behandlung der Rückgratsverkrümmungen muss nicht länger eine abgegrenzte Domäne einiger Specialisten bleiben, sondern ein Gemeingut aller Aerzte werden. Jeder Arzt muss im Stande sein, eine beginnende Verkrümmung richtig zu beurtheilen und die geeigneten Mittel zu ihrer Beseitigung anzuordnen und in der Ausführung zu leiten. In jeder grössern Stadt aber sollte eine Einrichtung vorhanden sein, wo diejenigen Verkrümmten, welche zu einer häuslichen Kur sich nicht eignen oder sich nicht damit begnügen wollen, Gelegenheit finden, unter ärztlicher Aufsicht ihre Uebungen zu machen, von ärztlicher Hand gedrückt und gerichtet zu werden und nöthigenfalls auch von mechanischen Hilfsapparaten Gebrauch zu machen. Solche kleinere Einrichtungen für orthopädische Behandlung sind schon deshalb wünschenswerth, weil — wenigstens bei Benutzung meiner Methode —, ein einzelner Orthopäd immer nur eine beschränkte Anzahl Skoliotischer behandeln kann. Denn wenn er Erfolg erzielen will, so muss er die Hauptsache selbst thun, selbst die Uebungen bestimmen und überwachen, selbst die wichtigsten Manipulationen ausführen. Dies erfordert Zeit und Körperkraft, und beide haben ihre Grenze.

Aber auf die angegebene Weise, wenn orthopädische Kenntnis sich überall verbreitet und für jeden beginnenden Formfehler die Hilfe erreichbar wird, können wir allmälig es dahin bringen, dass die grosse Summe von Lebensglück und Leistungsfähigkeit, welche jetzt durch den Schiefwuchs zerstört wird, den Einzelnen und der menschlichen Gesellschaft erhalten bleibt.

Gedruckt bei E. Polz in Leipzig.

FSC
www.fsc.org
MIX
Papier | Fördert
gute Waldnutzung
FSC® C083411

Zeitfracht Medien GmbH
Ferdinand-Jühlke-Straße 7
99095 Erfurt, Deutschland
produktsicherheit@kolibri360.de